JN208908

社会保障制度と柔道整復師の職業倫理

公益社団法人
全国柔道整復学校協会
監修

川渕 孝一・五十嵐 公
長尾 淳彦・前田 和彦
著

医歯薬出版株式会社

■監　　修
　　　　公益社団法人　全国柔道整復学校協会

■執　　筆（執筆順）
　　　　川渕　孝一　　　東京医科歯科大学名誉教授
　　　　五十嵐　公　　　東京科学大学歯学部助教
　　　　長尾　淳彦　　　明治国際医療大学大学院保健医療学研究科教授
　　　　前田　和彦　　　九州医療科学大学大学院医療薬学研究科教授

序

　柔道整復師として「医療人としての質を確保（quality assurance）」することは非常に重要である．

　平成 27（2015）年 12 月 11 日から平成 28（2016）年 9 月 16 日の間，厚生労働省において 5 回にわたる柔道整復師学校養成施設カリキュラム等改善検討会が開催され，国民の信頼と期待に応える質の高い柔道整復師を養成するためのカリキュラム，臨床実習の在り方などを検討した．その結果，平成 30（2018）年 4 月入学の柔道整復師養成施設学生から新しいカリキュラム（99 単位 2,750 時間以上）が実施され，「柔道整復術適応の臨床的判定（医用画像の理解を含む）」「高齢者の外傷予防」「競技者の外傷予防」などとともに，本書が扱う「社会保障制度」「職業倫理」も新設された．

　また，臨床実習も 4 単位（45 時間×4）と大幅に増える．以前のカリキュラムにおける臨床実習は，柔道整復師養成施設付属接骨院内で行い，外部での臨床実習は認められていなかった．単位も 1 単位（15〜45 時間）であった．

　今回のカリキュラム改定で臨床実習の時間数と内容を見直した背景には，多くの養成施設付属接骨院は患者数も外傷性の臨床例も少ないということがある．そのため，柔道整復術の適応，柔道整復療養費の支給申請に係る現場での手順や支給申請内容の理解が難しいということから，より多くの施術所での臨床実習が行われることとなった．

　このようにして，新カリキュラムでは学生の時から「医療経済」「柔道整復療養費受領委任の取扱い」などを養成施設と柔道整復の現場で学び，医療人としての質を確保（quality assurance）していくことを目指している．接骨院内での事故や事件が起こらないような対策を講じることも重要なことである．

　さて，本書はこのような新カリキュラムの目的に合わせて編集された．

　新カリキュラム「社会保障制度」（1 単位 15 時間）の目的は，「柔道整復師は開業することが可能であり医療費等の医療経済を含む社会保障制度を理解すること」にある．また，「職業倫理」（1 単位 15 時間）は，「免許取得後すぐに開業する者も一定数いる」ために設けられた．

　これらを踏まえ，第 1 章「わが国の社会保障」では，「社会保障」「社会保険制度」「医療保険制度」について解説いただいている．柔道整復師にも関係の深い社会保障制度の基本を学ぶとともに，わが国における医療保険制度や医療経済の現状に関する知識を深めてほしい．第 3 章の「職業倫理」では「医療従

事者の職業倫理」「柔道整復師に必要な基本的倫理観と患者への対応」「柔道整復師の社会的責任と対応」等をさまざまなケースをあげて学習する内容となっている．実際に柔道整復師として働く姿を想像しながら，事故や事件を起こさないためにどのような対応が望ましいか考えながら学生同士で議論してもらいたい．第2章では「柔道整復師業務における療養費」について現状に則して解説した．柔道整復療養費の支給申請がどのようなものか，臨床実習に出た際の一助となれば幸いである．

　最後になるが，学生の皆さんには，インフォームド・コンセント（informed consent：説明と同意）や患者中心の医療（patient-centered approach）についても柔道整復医療の現場をみて，柔道整復師の立場，患者の立場双方からのリスクのマネジメントができる人材として成長することを期待したい．

　2019年2月

著者を代表して　長尾　淳彦

目　次

1　わが国の社会保障　　　　1

2　柔道整復師業務における療養費　　19

3　職業倫理

1 わが国の社会保障

A 社会保障とは

　平成30（2018）年の柔道整復師学校養成施設カリキュラム改正において，教育内容として「社会保障制度」（1単位15時間）が新設された．その目的は，「柔道整復師は開業することが可能であることからも，医療費等の社会保障制度を理解することにより，健康や障害の状態に応じて社会資源を活用できるよう必要な知識を身に付けるため」と明記されている．

　そこで，本章ではまず社会保障の内容をどのくらい理解できているか，クイズを出題する．図1-1は，厚生労働省が全国の中学・高校生向けに作成した社会保障教育の映像教材のワークシートである．章末に正解を付したが，全問正解しなかった方は映像とあわせて視聴することをお勧めする．

　社会保障とは，われわれが一生の間に経験しうる疾病，障害，出産，失業，老齢，死亡といったリスクを補てんするセーフティネットである．たとえば，健康で長生きすることは望ましいことだが，誰にも自分の寿命はわからない．そのため，老後の生活費が不足するリスクが生じる．また，将来の経済・社会状況の変化で予測不能な事態も起こりうる．このような，個人の力ではどうしようもない生活上のリスクに対して，社会全体で助け合い，支えようとする仕組みが社会保障制度である．

　わが国の憲法第25条では，次のように「生存権の保障」がうたわれている．

① すべて国民は，健康で文化的な最低限度の生活を営む権利を有する．

② 国は，すべての生活部面について，社会福祉，社会保障及び公衆衛生の向上及び増進に努めなければならない．

　この生存権の保障に，社会保障制度は大きな役割を果たしている．

『社会保障って，なに？』ワークシート

年　　組　　番　：名前

1．次のクイズに答えてみましょう（DVD を見る前に記入しましょう）．
　(1)　公的年金の保険料は何に使われていますか？
　　1　自分の老後のために積み立てられる
　　2　今の高齢者の年金になる

　(2)　公的年金は老後に受け取るもので，若い時に受け取れない．
　　1　○
　　2　×

　(3)　公的年金を受け取っている高齢者は健康保険の保険料を納付しなくもいい．
　　1　○
　　2　×

2．次の文章を読み，＜　　　＞に当てはまる適切な言葉を入れましょう．
　(1)　社会保障制度の多くは＜　　　　　　＞という仕組みが使われており，その中でも＜　　　　＞
　　　制度と健康保険という仕組みがある．
　(2)　病気や怪我をした場合に，誰でも保険を使って安心して治療を受けることができる制度を
　　　＜　　　　　＞という．
　(3)　健康保険に入っていると，窓口で支払う金額は＜　　　＞割が一般的である．
　(4)　公的年金には，年をとった場合に受け取る＜　　　　＞年金，障害者になった場合に受けとる
　　　＜　　　　＞年金，一家の生計を支えていた人が死亡した場合に遺族に支払われる＜　　　　＞
　　　年金の３種類がある．

3．次の文章のうち，適切なものには"○"，そうではないものには"×"を（　　　）の中に入れましょう．
　(1)　（　　　）　健康保険とは，みんなで毎月少しずつお金を出し合って，病気になった人の治療費を払う
　　　　　　　　　制度である．
　(2)　（　　　）　健康保険とは，国が全額税金で病気になった人の治療費を払う制度ある．
　(3)　（　　　）　持病があったり，高齢者になると，公的医療保険には入れないことがある．
　(4)　（　　　）　年金の保険料を納めていない場合は，年金は受け取ることはできない．
　(5)　（　　　）　公的年金は，働いている人が納めた保険料に税金を加えて，高齢者に給付している．
　(6)　（　　　）　公的年金は，働いている人みんなで保険料を納付することで，お年寄りの生活を社会全体
　　　　　　　　　で支えるとともに，働いている人の負担の偏りを減らす仕組みである．
　(7)　（　　　）　公的年金は 20 歳になったら加入するものなので，学生の間でも必ず保険料を納付しなけ
　　　　　　　　　ればならい．

4．以下の２つのテーマにいて考えてみましょう．
　(1)　あなたは，自分自身の「老後」の経済生活をどのように送っていこうと思いますか．

　(2)　あなたは，今後の社会保障に関してどのようなことを政府に望みますか．どのような社会が理想ですか．

図 1-1　『社会保障って，なに？』ワークシート

（厚生労働省ホームページ https://www.mhlw.go.jp/stf/seisakunitsuite/bunya/0000051481.html より）

1　社会保障の３つの機能

社会保障の機能は通常，次の３つとされる．

まず第一は，生活上のリスクに対応し，生活の安定・安心をもたらす「生活安定・向上機能」である．あらかじめ保険料を拠出し合ってリスクに備える社会保険や，税金を主な財源とする社会福祉，公的扶助などがこれに該当する．社会保障各制度がそれぞれの役割を果たすことにより，人々の自立した生活を支援し，社会全体の活力につながっていく仕組みとなっている．

第二は，所得を個人や世帯の間で移転させることによって，生活の安定を図る「所得再分配機能」である．社会保障制度の財源として，所得に応じて一定の税や社会保険料を拠出するようになっており，所得の格差を緩和する効果がある．これに対して，低所得者はより少ない税・保険料負担で社会保障の給付を受けることができる仕組みとなっている．

そして第三は，景気変動を緩和し，経済成長を支えていく「経済安定化機能」である．公的年金制度のように好不況にかかわらず継続的に現金が支給される制度は，高齢者などの生活を安定させるだけでなく，消費活動の下支えとなり経済社会の安定に役立っている．

もし，こうした社会保障の仕組みをすべて市場原理に委ねるとどうなるだろう．市場メカニズムは，効率や競争が促進されるという優れた機能を有しているが，それに強く依存しすぎると，格差や貧困の発生が避けられない．格差や貧困の問題を放置すれば，結果として社会の安定が損なわれる．

2　あるべき社会と今後の社会保障

社会保障の３機能は，格差・貧困を是正し，経済社会を安定・活性化する効果がある．生活上のリスクに，かつては家族で対応していた．具体的には，働く世代の人たちが子どもを扶養し，そして年老いた親を扶養していた．そうした家族の中での扶養を，社会全体での支え合いに広げたものが社会保障である．とくに，核家族化が進み，老親と離れて暮らす人が増えている今日，この制度があることによって，家族で直接支援してきた私的な支出や負担は軽減されている．主に給付を受けている高齢世代はもとより，現役世代にとっても"有り難い制度"といえる．

そもそも社会保障制度はその国の社会のあり方を映し出しており，国ごとに大きく異なっている．給付を手厚くするということは，当然，人々の税・社会保険料の負担を増やす必要が生まれてくる．わが国では現在，社会保障に関連する財源のうち，６割程度

を社会保険料，残り4割を税でまかなっている．人類史上どの国も経験したことのない少子・高齢社会を迎える日本はどのような社会を目指し，そのために社会保障にどのような機能を，どの程度求めるのか．まさに国民一人ひとりが真剣に考え，一定の選択をしなければならない時代がやってきたといえる．

B 社会保険制度とは

　わが国の社会保障制度は基本的には社会保険料で運営される「社会保険制度」が中心で，「社会福祉」「公的扶助」や「公衆衛生」という仕組みが補足する．社会保険はドイツやフランスなどの例を参考にしており，給付を受けるためには事前に一定の保険料を拠出しなければならない．裏返せば，本人が一定の拠出をしていない場合には，実際にリスクに見舞われても，原則，給付を受けることができない．

　現在，わが国の「社会保険制度」は，以下の5つからなる．

① 病気・けがに備える「医療保険」

② 年をとったときや障害を負ったときなどに年金を支給する「年金保険」

③ 失業するリスクに対する「雇用保険」

④ 仕事上の病気・けがに備える「労災保険」

⑤ 加齢に伴い介護が必要になったときの「介護保険」

　つまり，病気やけが，失業などから，貧困に陥る原因となる事故にあらかじめ備え，現実にこれらの事故が発生しても，それによって生活困難に陥らないようにする「社会保険」は「防貧」の働きもしているといえる．

　ここで留意すべきは，生命保険などの民間保険との違いである．一般に，民間保険も加入者で保険料を出し合ってリスクを分担・軽減する仕組みである．ただし，持病のある人など高いリスクをもった人は保険会社から加入を拒否されたり，保険料がきわめて高額になるため，実質的に加入できなくなったりする．

　これに対して，わが国の社会保険制度は，すべての人々の生活のリスクを分かち合うため，法律ですべての人々に加入を義務づけており，保険料は各自のリスク，たとえば既往症などにかかわりなく，所得などの拠出能力に応じたものとなっている．また，国や地方公共団体も費用の一部を拠出するほか，被用者が加入する保険ではその事業主（勤務先の企業など）も保険料を拠出する仕組みとなっている．これによって，たとえ歳をとったり，病気にかかったりするリスクが高くなっても，拠出可能な保険料で継続的に保険に加入し，必要な給付を受けることができる．

　一方，「社会福祉」「公的扶助」や「公衆衛生」は税金を主たる財源としており，国や地方公共団体の施策として，金銭（現金給付）やサービス（現物給付）が提供されている．

1　公的年金制度の意義と仕組み

　社会保障給付費に占める割合がもっとも大きいのが公的年金である．公的年金には，①退職した高齢者に支給される老齢年金，②病気やけがによって生活や仕事が制限される人に支給される障害年金，③被保険者の遺族に支給される遺族年金，がある．

　もし老齢年金制度がなければ，自分の親が引退して所得がなくなった場合，同居や仕送りによって子どもらが私的に支える必要があるだろう．しかし親に十分な貯蓄があれば仕送りは不要かもしれないが，想定外の病気により治療費を支払ったり，予想以上に長生きしたりすると貯蓄が尽きる可能性がある．

　また，自分や家族の身に何が起きるか予測することができない不確実性の中で，一家の大黒柱が亡くなったときの生活のリスクに対して，個人の力だけで備えるには限界がある．とくに新型コロナウイルス感染拡大で最近の社会情勢は劇的に変化しており，今後，われわれを取り巻く生活環境がどのように変動するかは誰にも予測できない．これらのリスクへの備えとして，障害年金や遺族年金の制度がある．

　わが国の公的年金制度は，現役世代全員で拠出した保険料を高齢者や障害者，遺族などに給付する仕組み（賦課方式という）を採用している．これは予測できないリスクに対し，世代を超えた社会全体で事前に備えようとするものである．

　この仕組みにより，社会全体の賃金や物価水準が急に上がっても，それに合わせて年金の給付水準を引き上げることができる．まさに私的な貯蓄だけでは対応不可能な老後の所得保障を一生涯にわたり「実質的な価値」に配慮して給付しているのである．現在，公的年金は，高齢者世帯の収入の6割を超えており（国民生活基礎調査），高齢者のみならず障害者らの生活に必要不可欠なものとなっている．

　なお，年金制度には，積立方式，つまり自分が将来受け取る年金についてあらかじめ保険料を積み立てる方式も存在するが，この方式を採用すると当面，現役世代に"二重負担"を課すことから，大半の国では賦課方式が採用されている．

a. 国民年金と厚生年金

　日本の公的年金制度は「2階建て」の仕組みになっている．20歳以上の者は，学生やフリーターも含めて全員が「国民年金（基礎年金）」に加入し，原則として60歳までの40年間，毎月一定の保険料を拠出する．さらに会社員や公務員は「厚生年金」に加入し，給料の中から一定の保険料を労使折半することで，国民年金の保険料と合わせて拠出したこととなる．

　そして高齢になった際には，全員が共通して老齢基礎年金を受け取れるほか，厚生年金に加入していた者は，老齢厚生年金も受け取ることができる．また，一定の認定を受

けた障害者や遺族にもそれぞれ基礎年金と厚生年金がある.

　現行の年金制度は，今後さらに見込まれる少子高齢化を見据えた仕組みとなっており，5年ごとに行う財政状況のチェック（財政検証という）と合わせて，社会経済情勢の変化に対応した適切な見直しを行っていくことで，年金財政の持続可能性は確保されている.

2 労災保険・雇用保険の意義と仕組み

　労災保険（労働者災害補償保険）は勤め人等の業務上（および通勤時）の傷病等への保障であり，健康保険（後述）による被用者本人の業務外傷病への保障と対をなす．健康保険法発足当初は業務上，業務外を問わず健康保険から給付されていたが，昭和22（1947）年の労災保険法施行とともに業務上傷病は労災保険へと移行した．内容は手厚く，「療養（補償）給付」では医療機関で治療した際の医療費が全額給付（労災指定医療機関では患者自己負担なし，指定外の医療機関では患者が一旦全額負担して後日払い戻し）される．療養のため仕事を休むと休業4日目から「休業（補償）給付」として，直前3か月の1日当たり平均賃金の8割の所得保障を受け取れる．また，保険料は会社等の雇い主が全額を負担する．なお，公務員には別途，税を財源とする災害補償制度があり，補償内容は労災保険とほぼ同様である.

　このほか，雇用保険は勤め人が失業した際の所得保障を主に担っている．コロナ禍ではその重要性が再認識された.

3 介護保険の意義と仕組み

　介護保険は平成12（2000）年に実施されたもっとも新しい社会保険制度で，市町村が運営している．本人が40歳になったら加入し，所得水準に応じた保険料を拠出する．加齢によって介護が必要な状態（要介護状態）となったとき，原則1割の利用者負担（高所得者は2〜3割）で介護サービスを受けることができる．まさに従前家族で行ってきた介護を社会化したものである.

　また保険料もこれまで加入者の数で決めていたが，平成30年からは漸次，収入に連動して保険料を増減する「総報酬割」を導入した．これにより支払能力のある人には今までより多めの負担を求めることになった．今般の見直しでは40〜64歳の会社員らが納める介護保険料は，主に大企業に勤める高中所得者の負担を増やし，収入が少ない中小企業などで働く人は保険料を下げた.

4　社会福祉・公的扶助・公衆衛生の意義と仕組み

　児童福祉や障害者福祉などの社会福祉制度は，障害者や母子家庭など社会生活を送るうえで負っているさまざまなハンディキャップを克服して，安心して社会生活を営めるよう，公的な支援を行う制度である．保育所の整備や児童扶養手当の支給，介護等の障害者福祉サービスなどがこれに相当する．

　一方，公的扶助制度は，生活に困窮する人々に対して最低限度の生活を保障し，自立を助けようとする生活保護の制度である．保護の種類には，生活扶助，教育扶助，住宅扶助，医療扶助など8種類があり，それぞれ日常生活を送るうえで必要となる食費や住居費，医療サービスなどを支給している．本制度は人々の最低限度の生活を保障する「最終の手段」であることから，本人の資産能力などあらゆるものを活用し，また，親族の扶養やほかの法律による扶助があればそれを優先する．それでもなお最低限度の生活が維持できない場合にはじめて保護を受けることができる（補足性の原理）．そのため，支給に当たってはその人が本当に生活に活用できる所得や資産がないかを調査（ミーンズテスト）することになっている．

　しかしミーンズテストは，生活保護を受ける人にスティグマ（恥辱）を与えやすいといわれている．そのため，わが国では戦後，スティグマが伴う公的扶助よりも，一定の拠出を要件とした普遍的な性格をもつ社会保険を中心とする社会保障制度が優先されてきた．まさに本制度こそが先述の憲法第25条で定める生存権を最終的に保障するものであり，「社会保障の最後のとりで」といわれている．また，「社会保険」の「防貧」機能に対して，貧困に陥った人を事後的に救済するという意味で「救貧」の働きも果たしている．

　このほか，公衆衛生制度は，新型コロナ対策で注目された感染症予防，予防接種など人々の健康を守るための病気の予防，積極的な健康づくりを公的に行う仕組みである．

C　医療保険制度とは

1　医療保険の目的と意義

　社会保険制度の中で，柔道整復師がもっとも多く関与するのは医療保険制度だろう．
　医療保険制度は，疾病，負傷，死亡，出産に対して，保険者が保険給付を行う社会保険制度である．疾病や負傷による医療費の負担によって，国民が経済的困窮に陥ることを防止することを目的としている．

医療保険における給付の中心は医療給付（医療費負担の軽減のために行われる給付）であり，わが国は原則として現物給付（被保険者は，医療機関で医療サービスという現物を受ける）の形態を採用している．

そのためわが国では，すべての人々が公的な医療保険に加入し，病気やけがをした場合に誰でも必要なときに必要な医療を，保険を使って受けることができる．これを「国民皆保険」制度という．所得や健康状態にかかわらず，原則すべての人が加入し，所得などに応じて保険料を拠出する公的な社会保険制度であり，社会全体でリスクを分担することで，経済的な理由に関係なく必要な医療が受けられるように一定の配慮がなされている．

具体的には医療機関の窓口に設置された顔認証付きカードリーダーにマイナンバーカードをかざすことにより，オンラインで保険資格が確認され（マイナンバーカードの非保有者等は保険者から交付される資格確認書を窓口で提示して），原則として，医療費の3割の自己負担で医療を受けることができる．ちなみに，義務教育就学前の子どもは2割（ただし，地方自治体が独自に自己負担割合を軽減している場合もある），高齢者のうち70歳から74歳までの者は2割，75歳以上の者は1割〔ただし，一定以上の所得のある者は令和4（2022）年10月から2割〕の自己負担となっている．また，70歳以上の者のうち現役世代並みの所得がある者は現役（70歳未満の人）と同じ3割である．このほか，出産の際の出産育児一時金など，金銭給付の仕組みもある．

ただし，高額な医療サービスを受けた場合は1〜3割の自己負担であってもかなりの額になる．そこで，家計における医療費負担が過重なものとならないよう，月ごとの自己負担額が一定の限度を超えた場合，その超過分については，医療保険から別途支給を受けることができる「高額療養費制度」がある．

最近は，さらにこの"セーフティネット"を拡張して，同一世帯の同一医療保険制度加入者について高額医療・高額介護合算療養費制度がある．これは医療保険の患者負担と介護保険サービスの自己負担がある場合，両者を合算して一定の上限額を設けたものである．

a. 国民医療費の定義

当該年度内の医療機関などにおける傷病の治療に要する費用を推計したものが国民医療費である．診療費・調剤費・入院時食事療養費・訪問看護療養費のほか，健康保険等で支給される移送費などを含む．傷病の治療に限っているため，①正常な妊娠や分娩などに要する費用，②健康の維持・増進を目的とした健康診断・予防接種などに要する費用，③固定した身体障害のために必要とする義眼や義肢などの費用は含まない．また，患者が負担する入院時室料差額分，歯科差額分などの費用も計上していない．現在，国

民医療費は 46 兆円を超えたが，そのうちの患者負担は 12％に満たない．

　なお，平成 12 年 4 月から介護保険制度が施行されたことに伴い，従来，国民医療費の対象となっていた費用のうち，介護保険の費用に移行したものがあるが，これらは同年度以降，国民医療費に含まれていない．

b. 国民医療費の現状

　国民医療費は，推計を始めた昭和 29（1954）年度以降増え続けている．同年度に 2,152 億円だった推計額は増加の一途をたどり，とくに国民皆保険が達成された昭和 36（1961）年度以降の増加は著しい．昭和 40（1965）年度に 1 兆円を超え，昭和 53（1978）年度には 10 兆円を超えた．その後は毎年約 1 兆円ずつ増加している．

　しかし，抗肝炎剤およびその薬価引き下げが奏効した平成 28（2016）年度を含めて，例外が何度かあった．平成 12 年度は介護保険制度の施行により前年度比で 5,601 億円減少した．平成 14（2002）年度は薬価を除く診療報酬本体で初のマイナス改定を実施し，被用者の自己負担割合を増やすなどの制度改正を行ったため，前年度比で 1,491 億円減少した．さらに，薬価を含む診療報酬本体のマイナス改定や被用者の自己負担割合を増やすなどの制度改正を行った平成 18（2006）年度は 13 億円減少の 33 兆 1,276 億円と，前年度に比べほぼ横ばいであった．令和 2（2020）年度は新型コロナウイルス感染拡大による患者数の減少を受けて，42 兆 9,665 億円と前年度比で 1 兆 4,230 億円の減少になっている．しかしこうしたケースはまれで，政府の医療費抑制化政策も空しく，令和 4（2022）年度で 46 兆 6,967 億円となっている．

　人口 1 人当たり国民医療費は，1954 年度は 2,400 円であったが，1965 年度に 1 万円台，昭和 55（1980）年度には 10 万円台，平成 6（1994）年度に 20 万円台を示し，令和 4 年度は 37 万 3,700 円となっている．

　ちなみに国民医療費の国内総生産に対する比率は，昭和 30 年代の 2％台からほぼ上昇傾向を示しており，平成 21（2009）年度に 7.24％と初めて 7％台に達した．令和 4 年度は 8.24％となっている．

c. 保険料率と消費税

　国民医療費の主たる財源は健康保険料である．基本的に労使折半で健康なときから事業者と個人が納めている．しかし，これでは足りず国や地方も補助している．その財源は基本的に税金であり，令和 4 年度では国と地方を合わせて 17 兆 6,837 億円を計上した．税収だけではまかないきれず，政府は借金にあたる国債を発行して手当てしている．今後も高齢者が増えていくため，国と地方合わせて優に 1,000 兆円を超えた借金はさらに膨らむ可能性が高い．

　そこで，政府は平成26（2014）年4月に消費税を5%から8%に引き上げ，令和元年10月にはさらに10%へ引き上げた．増税分は主に医療や介護など社会保障費に充てるが，子ども・子育て支援など全世代型社会保障に方針転換したため，これでは足りないといわれている．その結果，健康保険の料率も上昇傾向にあり，今後も引き上げを余儀なくされるだろう．

2　保険診療の概要

a.　3種類の制度

　わが国の医療保険は，①後期高齢者医療，②被用者保険，③国民健康保険，の3つからなる．具体的には，被保険者はそれぞれ①後期高齢者医療は原則として75歳以上の高齢者，②被用者保険は事業者に使用される75歳未満の者（会社員，公務員，工場労働者など），③国民健康保険は被用者保険の加入者（被保険者とその家族）でも後期高齢者医療の被保険者でもない者（自営業，農林水産業，非正規労働者，無職など）である（表1-1）．

　ここでいう被保険者とは保険料を支払い，一定の給付を受ける者だが，この3つの医療保険制度の違いは，保険者（保険を運営する者）の違いからみるとわかりやすい．

　まず被用者保険は職域保険である．健康保険法に基づく制度として，全国健康保険協会が保険者である全国健康保険協会管掌健康保険（協会けんぽ）と，各健康保険組合が保険者である組合管掌健康保険（組合健保）がある．前者は政府管掌健康保険として政府が運営していたが，平成20年から公法人である全国健康保険協会の運営に移された．この2つに加え，船員保険，共済組合（国家公務員共済組合，地方公務員等共済組合，私立学校教職員共済組合）がある．これに対して，国民健康保険は，都道府県と市町村および国民健康保険組合が保険者である．そして後期高齢者医療の保険者は都道府県単位の医療広域連合である（表1-1）．

b.　保険診療の仕組み

　国民皆保険制度を有する日本では，すべての国民がいずれかの医療保険制度に加入することが義務づけられているが，保険診療の仕組みは，図1-2のとおりである．

① 被保険者は保険者に所定の保険料を支払う．

② 被保険者は，病気やけがをした場合，保険医療機関（病院，診療所等）で診療サービス（療養の給付）を受ける．

③ 被保険者は，診療サービスを受けた際，一部負担金を支払う．

④ 保険医療機関は，診療報酬（医療費から一部負担金を除いた額）を審査支払機関に

表1-1 医療保険の種類

種 類		保険者	被保険者
後期高齢者医療		医療広域連合	75歳以上の高齢者
被用者保険	全国健康保険協会管掌健保（協会けんぽ）	全国健康保険協会	自社の健康保険組合をもたない事業者の従業員
	組合管掌健保（組合健保）	各健康保険組合	自社の健康保険組合をもつ事業者の従業員
	船員保険	全国健康保険協会	船舶の船員
	共済組合	各共済組合	公務員・教職員など
国民健康保険		都道府県市町村・国民健康保険組合	被用者保険・後期高齢者医療の加入者以外（自営業，農林水産業，非正規労働者，無職など）

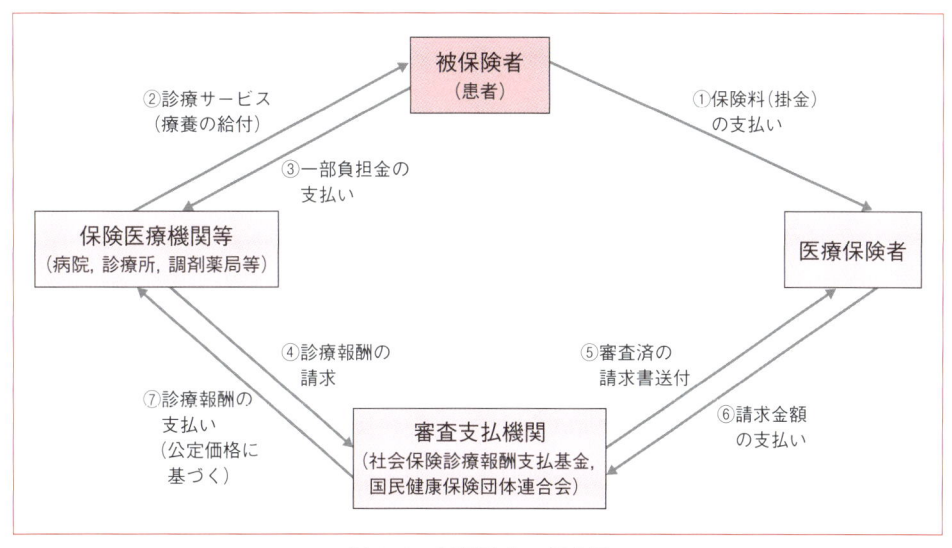

図1-2 保険診療の概念図

　請求する.

⑤ 審査支払機関は，医療機関からの請求を審査したうえで，保険者に請求する.

⑥ 保険者は，審査支払機関に請求金額を支払う.

⑦ 審査支払機関は，保険医療機関に診療報酬を支払う.

c. 2つの審査機関

　前項⑤〜⑦の**審査**とは，保険医療機関における個々の診療行為が，**保険診療ルール**（療養担当規則，診療報酬点数表，関連通知等）に適合しているかどうかを確認する行為である．保険診療ルールは，多種多様な患者に適切な医療を提供するという性格上，医療者に一定の裁量を認めており，ルールに適合しているか否かを機械的には判断できないものも多い．したがって，現行の審査では，最終的に医療者により医学的妥当性の

判断が行われる体制が採られている．あわせて審査の公平性を担保するため，最終決定を行う審査委員会は三者構成とされているほか，医療者側，保険者側双方からの再審査請求が認められている．

現在，法律に位置付けられている審査機関は，社会保険診療報酬支払基金（以下，支払基金）と国民健康保険団体連合会（以下，国保連）の2つで，保険者はいずれかに審査を委託することができる．その一方で，保険者は自らで審査を行うこと（いわゆる「直接審査」）もできるが，その場合は，①対象となる保険医療機関等の同意，②公平な審査体制の確保（医師等による審査），③個人情報保護の徹底，④紛争処理ルールの明確化，の4条件を満たすことが求められている．

支払基金は，支払基金法という特別な法律によって設立されている民間法人であり，47支部をもつ単一の法人として全国をカバーする組織となっている．保険者からは独立しており，健康保険の審査支払のほか，生活保護等公費負担医療の審査，高齢者医療・介護保険などの業務も行っている．

これに対し，国保連は国民健康保険の保険者が共同で事務処理を行うために各都道府県に設立された国民健康保険法に基づく公法人である．会員は当該区域内の保険者市町村で，支払基金とは異なり審査支払業務のほか，保険者の共同事業を実施している．また，国保連を会員とする公益社団法人国民健康保険中央会が全国決裁等の統一的な業務を行っている．

近年，審査支払機関による審査は厳しくなる一方だが，その背景には医療保険財政の悪化がある．

3 医療保険財政の現状と課題

a. 赤字基調の保険者

老人医療費を中心に医療費支出が増大し続けていることにより，保険者の財政状態は危うくなっている．

たとえば直近の協会けんぽの保険料率は全国平均で10.0％，国庫補助は保険給付費（埋葬料と出産育児一時金を除く）の16.4％に据え置かれている．協会けんぽは，平成21年9月以降は都道府県単位保険料となっているが，補助金が減額されると一気に赤字化するおそれがある．

これに対して，組合健保や各種共済組合は，被保険者の標準報酬月額（月給に近いもので保険料算定の基礎）が協会けんぽ被保険者よりも総じて高い．他方1人当たり医療費は低いことから，全体としてみれば協会けんぽよりは財政状態はよいとされてきたが，平成20年度の高齢者医療制度のスタートに伴う大幅な負担増（支援金・納付金）等に

より，組合健保全体の約 5 割は赤字基調となっている．健保連によると平均保険料率は令和 5 年度決算見込みで 9.27%（労使合計）．目を引くのは「拠出金」の多さである．拠出金とは高齢者の医療費を支援するために求められている資金負担のことで，具体的には① 75 歳以上が入る後期高齢者医療制度への支援金，② 65〜74 歳の加入者が多い国民健康保険（国保）の財政を支える前期高齢者納付金，などがある．

このため，加入者 16 万人の日生協健保や同 50 万人の派遣健保など大規模な健保組合が解散したほか，やがて 4 分の 1 の健保組合が解散の危機に追い込まれるとされる．通常，組合健保の一般保険料率は，30/1,000〜130/1,000 の範囲内で組合ごとに決定するが，日本企業はアジア諸国との熾烈な競争に直面しており，そうたやすく保険料の引上げはできない．

一方，加入者に高齢者や非正規労働者が多く，無職者が約 45%（国保実態調査報告）と財政基盤が脆弱な市町村国保はその運営の安定化対策として，恒常的に保険料軽減や基金の創設などを行ってきた．つねに赤字基調の国保の保険財政は，保険料だけでは足りず多くを国庫負担（補助）金に依存してきたからである．保険者は，被保険者の属する世帯主または組合員から保険料（税）を徴収するが，令和 4 年度における保険料（税）調定額は，1 世帯当たり 14.8 万円（介護分および後期高齢者支援金を含んだ年額，市町村）（国保事業年報）にも及んでいる．ここで保険料（税）調定額とは，所得割額，資産割額，均等割額，平等割額の合計である保険料（税）算定額から，保険料（税）軽減額，減免などによる額，賦課限度額を超える額を差し引いたものである．算定方法は各市町村によってまちまちなため，かえって大きな地域格差を生んでいる．そこで平成 30 年度以降，都道府県が新たな保険者に加わることとなった．

b. 医療費の三面分析

それではどうすれば医療費は適正化できるのだろうか．「療養の給付」の大部分は医療費によって占められているので，通常，適正化の検討には医療費の三面分析が多用される．これは，1 人当たりの医療費を，①受診率，② 1 件当たり受診日数，③ 1 日当たり医療費の三要素に分解するものである．式で表すと，

1 人当たり医療費＝受診率×1 件当たり受診日数×1 日当たり医療費

となる．

ここで留意すべきは，健康保険の被保険者と被扶養者，あるいは協会けんぽ，組合健保，国保の制度間で年齢構成が異なるため，1 人当たり医療費や医療費の三要素も保険者間でかなりばらつくことである．

また，後期高齢者医療制度が平成 20 年 4 月に創設されたが，残念ながら医療費適正

化にはつながっていない．令和 4 年度の被保険者数は 1,874 万人，医療費は 17 兆 8,379 億円，1 人当たり医療費は 95 万 1,767 円となっている（後期高齢者医療事業年報）．ちなみに後期高齢者と後期高齢者以外を比較すると，1 人当たりの診療費で 4.0 倍もの差が生じている．この要因を，入院，入院外別に三面分析すると老人と老人以外では入院の受診率の差が 6.0 倍と著しく高くなっている（厚生労働省ホームページ「医療保険に関する基礎資料」）．

　つまり高齢者，とくに 75 歳以上の受診率を抑えることが究極の医療費適正化政策といえる．しかし，この政策も加齢に伴い循環器系や骨格筋系の疾患が増加してくる中で「言うに易く行うに難し」である．そこで最近注目されているのが診療報酬制度の改革だが，これも万能ではない．次項では同制度の現状について述べる．

4　診療報酬制度

a. 療養の給付

　通常，保険医療機関は，医療保険加入者の診療を行った場合，窓口で患者から一部負担額を受け取るとともに，1 カ月間の診療をまとめて診療報酬明細書（通称「レセプト」）に記入し，診療報酬の請求を行う．明細書には，診療行為別の頻度と点数（薬剤費を含む）を書き込むことになっている．

　請求額算出の際に用いる点数表では，診療行為の一つひとつに点数を定めており，医療費の引上げや引下げは，この点数の改定によって行われている．

b. 診療報酬の 2 つの "顔"

　診療報酬とは，保険医療機関および保険薬局が行う保険医療サービスに対する対価として保険者から支払われる報酬のことである．①保険適用の対象となる保険医療サービスの範囲を定めるとともに，②保険適用とされた個々の保険医療サービスの公定価格を定める，という 2 つの "顔" をあわせもっている．

　保険医療機関では，実施した医療行為ごとに，それぞれの項目に対応した点数を合計して，1 点の単価を 10 円として掛け合わせた金額を算定する．たとえば，被保険者が骨折で入院した場合，保険医療機関は，行った治療に応じて初診料や入院日数に応じた入院料，骨折の手術代，検査料，薬剤料等を算定し，その合計額から患者の一部負担金を差し引いた額を保険者から受け取ることになる．このように実際に行った個々の医療行為の報酬額を合算したものを保険医療機関の診療報酬として支払う方式は，「出来高払い方式」と呼ばれる．

　診療報酬の改定はおおむね 2 年に 1 度行われており，通常，予算編成過程を通じて内

閣が決定した改定率と社会保障審議会医療保険部会および医療部会において策定された改定の「基本方針」を踏まえて，中央社会保険医療協議会（中医協）が，具体的な診療報酬点数の設定等に関して厚生労働大臣の諮問に対する答申を行う．

　ちなみに，令和6年度の柔道整復師の改定率は0.26%．本改定に伴い，明細書交付機能付きレセプトコンピュータを備える施術所では明細書交付が義務化された．また，昨今の物価上昇や賃上げ，医療DX対応（マイナンバーカード等によるオンライン資格確認の義務化）のため，電療料と初検料が引き上げられた．その一方で，長期かつ頻回の施術には一定の制限が加えられることとなった．

c.　療養費払い

　ただし，柔道整復師は療養費払いを基本とする．療養費払いとは，いったん患者に全額を支払ってもらい，一定の条件を満たした場合に還付を受ける仕組みである．

　柔道整復師の施術に係る療養費の算定基準の実施上の留意事項等について（通知）（平成9年4月17日保険発第57号；平成30年5月24日保医発0524第1号による改正）には，「療養費の支給対象となる負傷は，外傷性が明らかな骨折，脱臼，打撲及び捻挫であり，内科的原因による疾患は含まれないこと．なお，介達外力による筋，腱の断裂（いわゆる肉離れをいい，挫傷を伴う場合もある．）については，打撲の部の所定料金により算定して差し支えないこと．」と記載されている．

　外傷性の定義については，「関節等の可動域を超えた捻れや外力によって身体の組織が損傷を受けた状態を示すものであり，いずれの負傷も，身体の組織の損傷の状態が慢性に至っていないものであること．」とされている．

　さらに，柔道整復師には，例外的に「受領委任」という方法が認められている．これは，まず自己負担分を柔道整復師に支払い，残金を患者に代わって柔道整復師が保険者に請求するというものである（詳細は第2章参照）．整形外科医が不足していた戦前において，骨折した場合に医師の診療を受けるより柔道整復師の施術を受ける患者が多かったため，昭和11（1936）年から「受領委任払い」が認められた．

　問題は，柔道整復療養費支給申請書は通常のレセプトと異なり，至って単純なことである．そのためか頻度が高い施術，長期にわたる施術等の事例・事件が散見される．また，負傷原因が外傷性の骨折，脱臼，打撲および捻挫ではない患者に施術が行われたりもしている．

d.　最後は「倫理と見識」

　どんなに規制を強化しても，そこには限界がある．最終的には柔道整復師の職業倫理とその見識に依るしかない．とくに近年，高齢化による社会保障給付費の増加と少子化

による現役世代の減少が避けられない中で，社会保障制度の持続可能性の確保が課題となっている．また，正社員と比べて処遇が不安定な非正規雇用の労働者や独居高齢者・共働き世帯も増加しており，今後，医療・介護・子育て支援のあり方が問われている．

　具体的には，若者，女性，高齢者，障害者など誰もが参加できる活力のある社会，子どもを産み，育てやすい社会を構築し，すべての世代に安心感と納得感の得られる社会保障を目指して「全世代型社会保障制度改革」が進められているが，柔道整復師にも一定の節度をもって責任の一端を担ってほしいものである．

『社会保障って，なに？』ワークシート　　［教師用］

年　　組　　番　：名前

1．次のクイズに答えてみましょう（DVDを見る前に記入しましょう）．
 (1)　公的年金の保険料は何に使われていますか？
 　　1　自分の老後のために積み立てられる
 　　2　今の高齢者の年金になる　　　　　　　　　　　　　　　【2】
 (2)　公的年金は老後に受け取るもので，若い時に受け取れない．
 　　1　○
 　　2　×　　　　　　　　　　　　　　　　　　　　　　　　　【2】
 (3)　公的年金を受け取っている高齢者は健康保険の保険料を納付しなくもいい．
 　　1　○
 　　2　×　　　　　　　　　　　　　　　　　　　　　　　　　【2】

2．次の文章を読み，＜　　　　＞に当てはまる適切な言葉を入れましょう．
 (1)　社会保障制度の多くは＜　社会保障　＞という仕組みが使われており，その中でも＜　公的年金　＞制度と健康保険という仕組みがある．
 (2)　病気や怪我をした場合に，誰でも保険を使って安心して治療を受けることができる制度を＜　健康保険　＞という．
 (3)　健康保険に入っていると，窓口で支払う金額は＜　3　＞割が一般的である．
 (4)　公的年金には，年をとった場合に受け取る＜　老齢　＞年金，障害者になった場合に受けとる＜　障害　＞年金，一家の生計を支えていた人が死亡した場合に遺族に支払われる＜　遺族　＞年金の3種類がある．

3．次の文章のうち，適切なものには"○"，そうではないものには"✕"を（　　）の中に入れましょう．
 (1)　（　○　）健康保険とは，みんなで毎月少しずつお金を出し合って，病気になった人の治療費を払う制度である．
 (2)　（　✕　）健康保険とは，国が全額税金で病気になった人の治療費を払う制度ある．
 (3)　（　✕　）持病があったり，高齢者になると，公的医療保険には入れないことがある．
 (4)　（　○　）年金の保険料を納めていない場合は，年金は受け取ることはできない．
 (5)　（　○　）公的年金は，働いている人が納めた保険料に税金を加えて，高齢者に給付している．
 (6)　（　○　）公的年金は，働いている人みんなで保険料を納付することで，お年寄りの生活を社会全体で支えるとともに，働いている人の負担の偏りを減らす仕組みである．
 (7)　（　✕　）公的年金は20歳になったら加入するものなので，学生の間でも必ず保険料を納付しなければならい．

4．以下の2つのテーマにいて考えてみましょう．
 (1)　あなたは，自分自身の「老後」の経済生活をどのように送っていこうと思いますか．
 　　　自由に意見を書いてもらう（クラスで話し合ってみても良い）．

 (2)　あなたは，今後の社会保障に関してどのようなことを政府に望みますか．どのような社会が理想ですか．
 　　　自由に意見を書いてもらう（理由も一緒に．クラスで話し合ってみても良い）．

本ワークシートは，厚生労働省ホームページの「社会保障教育」ページからダウンロードができます．
（URL：http://www.mhlw.go.jp/stf/seisakunitsuite/bunya/hokabunya/shakaihoshou/kyouiku/index.html）
なお，予告なく内容を改変したりサービスを停止したりすることがあります．

図1-3　ワークシート（図1-1）解答
（厚生労働省ホームページより）

2 柔道整復師業務における療養費

　現在,「柔道整復師」の資格は国家資格であり,その免許は厚生労働大臣により与えられる.医療職種として国が定めた教育カリキュラムに学び,国が行う国家試験に合格し,厚生労働省の名簿に登録されることをもって,法律上「柔道整復師」としての免許の効力が発生する.すなわち,国側の管理として名簿登録されることが国の制度であるという証である.

　国の制度である医療職種の免許の大きな特色は「禁止行為の解除」である.それには,生命や身体に危険を及ぼす行為に対して,解除するに足りうる知識や技術が習得されていなければならない.法律をみると,柔道整復師法第15条「医師である場合を除き,柔道整復師でなければ,業として柔道整復を行なってはならない」,医師法第17条「医師でなければ,医業をなしてはならない」,歯科医師法第17条「歯科医師でなければ,歯科医業をなしてはならない」などにあるように,禁止行為の解除が各医療資格の業務として定められている.従来,禁止されていることができるようになるというのは,その医療資格の知識・技術はもちろんのこと,各医療人に倫理が備わり国民(患者)に信頼されるということが求められる.

　以上のような専門知識・技術・倫理などを踏まえて認められた国家資格であるということを前提に,柔道整復師による施術に対しては,療養費制度が適用される.療養費という「保険による治療」は柔道整復師だけのものではなく,本来,健康保険上の一部負担金で柔道整復治療を望む国民(患者)のためにあるものである.「受領委任払い」「償還払い」「現物給付」「現金給付」などの用語,柔道整復師の保険にかかわる算定項目が何を意味しているかを理解しないと,正しい施術録をもとに適正な柔道整復施術療養費支給申請書は作成できない.

　本章では,療養費制度の概要や算定基準などについて述べる.

A 療養費制度の概要

1 療養費とは

a. 現物給付方式と現金給付

わが国における社会保険医療では，被保険者等に医療そのものを現物で給付することが一般的である（現物給付方式）．つまり，医療保険に加入する被保険者や被扶養者が病気やけがで医療機関を訪れて保険証を提示した場合，医師等による診察や治療，手術や投薬などの医療行為そのものが現物として給付される．医療に要した費用について，患者は医療機関に一部負担金（一般的に3割）以外を支払う必要がなく，残る費用については保険者から直接医療機関に支払われる．

これに対し，金銭で給付されるものを現金給付という．

b. 療養費の支給条件

医療保険制度では現物給付が原則であるが，健康保険法では例外として「療養費」を現金給付できる条件が定められている．その要件は「保険医療機関および保険薬局以外の医療機関，薬局およびその他の者について診療や薬剤の支給および手当をうけたことを保険者がやむを得ないと認めたとき」などであり，そのなかに「柔道整復師による施術」がある．これにより，柔道整復師による施術に要した費用については，事後に保険者が被保険者に療養費として現金で給付することができる．なお，療養費の支給の可否は保険者が決定する．

c. 療養費の額

柔道整復師の施術料金については，保険者等との協定または契約により定められたところにより，それぞれ算定する．

2 柔道整復療養費

a. 柔道整復療養費の歴史

かつて整形外科の未発達と数の不足という時代において，被保険者の多くは骨折，脱臼その他，骨・関節に関する治療については，柔道整復師の施術を受けることが一般的に行われていた．

大正11（1922）年に健康保険法が制定され，工場等の労働者に対する医療保険制度

が整備されると，柔道整復師の施術についても保険による取り扱いができるよう要望が広まった．そこで，昭和 11（1936）年にはじめて療養費の受領委任払い（後述）が認められるようになり，都道府県ごとに所在の柔道整復師会と協定を結び料金表が定められ，現在に至っている．

　これは，わが国の被保険者が従来からの慣習上，とくに都市以外においては外科医に受療するよりもむしろ柔道整復師の施術を受けることが多いこと，柔道整復師が行う施術の一部には整形外科医の行う医療方式と同一理論によるものがあることなどの理由により，被保険者（患者）保護の立場から認められたものである．

　その後，昭和 27（1952）年 6 月以降は新たな料金表が定められた（同年 10 月 11 日一部改定）．また，以後は都道府県において別段の定めをなすときは事前に中央と協議して定めることとし，給付の統一的取り扱いを期することとなった．

　昭和 31（1956）年には施術の制限が緩和され，①骨折，脱臼において療養費を請求する場合には，実際に医師から施術につき同意を得た旨が施術録に記載してあることが認められれば，必ずしも医師の同意書の添付は要しないこと，②応急手当の場合は医師の同意は必要としないこと（この場合，応急手当の後において医師の同意を得なければ引き続き施術することはできない），③施術につき同意を求める医師は必ずしも整形外科，外科等を標榜する医師に限らないこと，となった．これらは，療養費の給付支給事務取扱上，すべての施術で保険者が施術録を調査した後でなければ支給を行ってはならないという意味ではないが，疑わしいものについて調査を行う場合の根拠としておかれることとなった．

　昭和 33（1958）年 6 月，健康保険法の規定による療養に要する費用の額の算定方法が制定され，同年 10 月から適用された．これに伴って，関係団体の意見も参考として柔道整復師の施術料金の算定方法が改定された．

　昭和 63（1988）年 7 月 14 日には，保険者等と（社）日本柔道整復師会の会員以外の柔道整復師との間の療養費の支払方法等について，明確な取り扱いに関する通知が示された．

　平成 4（1992）年 6 月 1 日から，療養費適正化の観点から多部位または長期間にわたる施術について逓減制が導入された．

　平成 22（2010）年 9 月から，① 3 部位以上の請求は部位ごとに負傷の原因を記載する，②領収証および希望者への明細書の発行を義務づける，③不正等があった場合，施術所開設者の責任も問うことができる，ことになった．

　平成 30 年 4 月から，柔道整復療養費の受領委任を取り扱う「施術管理者」の届出の際は，実務経験と研修の受講が要件となった．

　令和 4（2022）年 6 月からは，施術の必要性を確認すべき患者に対する施術は償還払

いに変更できることになった．さらに同年10月からは，一部の施術所対象に明細書の患者への交付が義務化されることになった（明細書発行体制加算を新設）．

令和6（2024）年6月からは，初検料，電療料が引き上げられた．また，同年10月より，後療料，温罨法料，冷罨法料および電療料の長期・頻回受療に係る料金の逓減制の導入や，患者ごとに償還払いに変更できる事例の追加，明細書交付義務化対象施術所の範囲拡大等が行われた．

なお，令和6年4月からは，受領委任における資格確認の方法にオンライン資格確認が位置付けられており，同年12月2日より受領委任を行っている施術所については義務化された．

b. 「受領委任払い」と「償還払い」

被保険者等（患者）が柔道整復師の施術を受けた場合の費用は療養費として支給されるが，この取り扱いは他の療養費の場合に比べて若干相違がある．

柔道整復師の施術に要した費用については，患者は施術者に対し直接現金を支払う代わりに，患者が事後に受けるべき療養費の受領を施術者に委任する受領委任払いが行われている．すなわち，給付の受け取りを柔道整復師に委任することにより，患者が柔道整復師に対して健康保険自己負担割合のみを支払うことになる．

療養費受領委任の取り扱いのできる柔道整復師に施術を受けた場合，患者は自己負担分（1割から3割など）を支払う．患者は柔道整復師に残りの保険負担分の受領を委任し，柔道整復師が患者に代わって保険者に申請する．この委任のために，患者は柔道整復施術療養費支給申請書に「療養費の受領方を柔道整復師に委任します」という署名をする．なお，受領委任払いが行われた場合でも，療養費を被保険者に支給していることには変わりない．

この受領委任の制度は柔道整復師だけのための制度でなく，一時的といえども患者の経済的負担や事務的労力を軽減する目的で設けられた制度である．これにより，一般の保険医療機関に受診する場合と同様の形で施術を受けることができる（図2-1）．

一方，患者が費用の全額を柔道整復師に支払い，その後に患者自らが保険者に申請を行いその費用の自己負担割合分を除いた金額の償還（払い戻し）を受ける制度を償還払いという（図2-2）．

c. 柔道整復療養費の支給対象

受領委任払いは，各保険者から受領委任にかかる委任を受けた地方厚生（支）局長および都道府県知事（以下，地方厚生（支）局長等）と（公社）都道府県柔道整復師会との間で行われている協定に基づき行われ，（公社）都道府県柔道整復師会の会員以外の

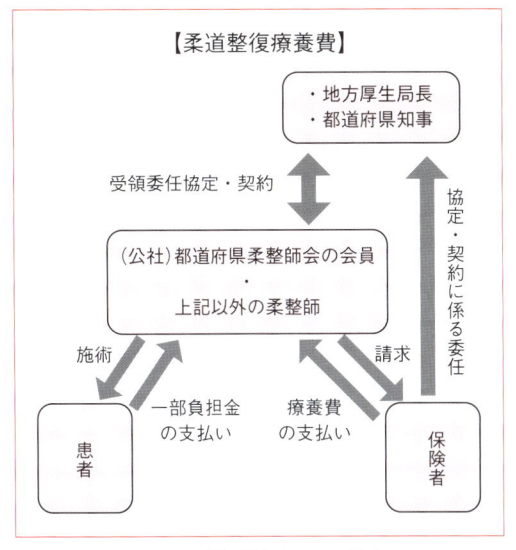

図 2-1 受領委任払いの仕組み

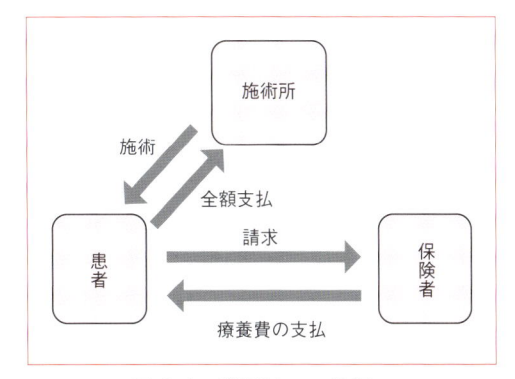

図 2-2 償還払いの仕組み

柔道整復師については，地方厚生（支）局長等との間で契約を結ぶことにより（公社）都道府県柔道整復師会の会員と同様の取扱いができる．

　他の療養費の場合は，被保険者等がその施術などに要した費用を直接現金で支払った後に，その支払額を証明できる書類を添付した申請書を保険者に提出して療養費の支給を受けるのであるが，柔道整復師の施術に要した費用については，前述した協定（契約）に基づき，被保険者は柔道整復師に対し直接現金を支払う代わりに被保険者が受けるべき療養費の受領を柔道整復師に委任する取扱いが行われている．したがって，この協定（契約）を結んでいる保険者に属する被保険者等は，一般の保険医療機関に受診する場合と同様の形で，その施術を受けることができる．しかし，この場合においても，療養費を被保険者に支給していることには変わりない．

　受領委任払いの協定・契約に関する条文は割愛するが，それらの中で用いられる用語について補足する．

施術管理者について

　平成 30（2018）年 3 月までは「施術管理者」になる要件はなく，柔道整復師の養成学校を卒業して国家試験に受かれば，施術管理者となり直ちに施術所を開設し，保険請求することも可能であった．

　同年 4 月から，柔道整復療養費の受領委任を取扱う「施術管理者」になる場合は，実務経験 3 年間と研修の受講を必要とした．研修は 16 時間以上 2 日間程度で内容は①職業倫理，②適切な保険請求，③適切な施術所管理，④安全な臨床，について行い，一定の社会人経験，医療人としての経験を積み，倫理観を身に付ける期間や研修を設けるこ

とが，不正対策や柔道整復師の質の向上に有効とした．

施術所について

　近年，スポーツトレーナー活動で大学や社会人チームに赴いて治療を行っている柔道整復師が散見されるが，受領委任の取扱いは「登録（承諾）施術所」においてのみ認められる．登録（承諾）のない場所での受領委任の取扱いは認められない．

領収書，明細書，窓口徴収等について

　「柔道整復師の施術に係る療養費の算定基準」に沿った施術と算定を行うことが大前提であるが，当該施術に要する費用の範囲を超える金額の支払いを求めるときは，患者に施術前に了承を取り，費用の範囲を超える項目ごとの金額を記載した領収証，明細書を交付すること．

　費用の範囲を超える金額の施術とは，患者の希望による包帯交換料などをいい，柔道整復以外の療法を許容しているのではない．一部負担金の割引（減免）も慎むこと．

施術録について

　施術録は柔道整復療養費支給申請の根拠となるものであり，患者ごとに遅滞なく必要事項を正確に記入する．なお，同一患者にあっては，初検ごとまたは負傷部位ごとに別葉とすることなく，同じ施術録に記載すること．パソコン等電子媒体に記録されたものは施術録としての証拠とはならない．

　骨折，不全骨折，脱臼に対する施術への医師の同意はその旨を必ず施術録に記載し，支給申請書にも同様に記載する．

　保険者等に施術録の提示および閲覧を求められた場合は，患者の個人情報を保護しつつもすみやかに応じなければならない．

　施術録は施術完結の日から5年間保管すること．

支給申請書について

　支給申請書は施術録の記載事項を基本に作成される．

施術に関する書類等の保管について

　保険者等または柔整審査会は，療養費の請求内容に不正または著しい不当があるかどうかを確認するために，「領収証の発行履歴」や「来院簿」「その他通院の履歴」が分かる資料の提示および閲覧を求めることができるため，上記の資料の保管が必要となる．

　また，施術所を廃止しても，5年間は，厚生（支）局長と都道府県知事が施術に関し

て検査し，説明を求め，または報告を徴する場合がある．

③ 柔道整復療養費の推移

　柔道整復療養費の総額はゆるやかな上昇傾向であったが，近年は減少に転じ，平成23（2011）年度の4,085億円をピークに，令和4（2022）年度は2,791億円と3,000億円を割っている（表2-1）．

　柔道整復療養費は過去の改定で多部位や長期施術請求の適正化が行われてきた．施術料金の改定のみならず，負傷の原因や長期施術継続理由の記載も支給申請の必須条件となっている．柔道整復療養費の適正化には，保険（柔道整復療養費）に関する知識を十分に身につけることがあげられている．

　そこで国は平成27（2015）年から，国民の信頼と期待にさらに応える質の高い柔道整復師を養成するために「柔道整復師学校養成施設カリキュラム等改善検討会」を立ち上げた．改正内容は，「総単位数の引上げ（85単位→99単位），最低履修時間数の設定（2,480時間→2,750時間以上）」「臨床実習の単位数の拡充（1単位→4単位）と養成施設附属臨床実習施設以外の拡大」「専任教員数，教授範囲の見直し」等であり，とくに保険に関しては，社会保障制度（保険の仕組み）や職業倫理等が追加され，臨床実習でも養成施設附属臨床実習施設以外の施術所で柔道整復療養費の申請に至る過程を学べることとした．平成12（2000）年以来の大幅なカリキュラム等改正を行い，平成30年4月入学生からの適用とした．

④ 療養費の算定

　柔道整復師の施術にかかわる療養費の算定については，療養費支給基準に沿ったものでないと支給されない．以下に，主な点をあげる〔柔道整復師の施術に係る療養費の算定項目（令和6年6月1日現在）〕．

表2-1　柔道整復療養費の推移　　　　　　　　　（金額：億円）

区　分		平成27年度	平成28年度	平成29年度	平成30年度	令和元年度	令和2年度	令和3年度	令和4年度
国民医療費		423,644	421,381	430,710	433,949	443,895	429,665	450,359	466,967
	対前年度伸び率	3.8%	−0.5%	2.2%	0.8%	2.3%	−3.2%	4.8%	3.7%
柔道整復		3,828	3,663	3,471	3,310	3,213	2,863	2,905	2,791
	対前年度伸び率	−0.9%	−4.3%	−5.2%	−4.6%	−2.9%	−10.9%	1.5%	−3.9%

（厚生労働省　国民医療費の概況）

a. 柔道整復師の施術に係る療養費の料金

初検, 往療及び再検	料金
1. 初検料	1,550 円
2. 初検時相談支援料	100 円
3. 往療料	2,300 円
4. 再検料	410 円

往療距離が片道4キロメートルを超えた場合は, 2,550円とする.

b. 初検料

患者が初めて施術所に来院して, 柔道整復師が各種検査などを行った際に算定できる.

c. 初検時相談支援料

初検時の患者に下記の事項を説明し, その旨施術録に記載した場合に算定できる.「無病」「無傷」の場合は算定できない.

初検時相談支援料は, 初検時において, 患者に対し, 施術に伴う日常生活等で留意すべき事項等をきめ細やかに説明し, その旨施術録に記載した場合に算定する. 具体的には, ①日常生活動作上での励行事項や禁止事項（入浴, 歩行, 就労制限, 運動制限等）, ②患部の状態や選択される施術方法などの詳細な説明（施術計画等）, ③受領委任の取扱いについての説明（対象となる負傷, 負傷名と施術部位, 領収証および明細書の交付義務, 申請書への署名の趣旨等）, ④その他, 柔道整復師が必要と認め, 懇切丁寧に行う相談支援, とする.

d. 時間外・休日・深夜加算など

初検が時間外に緊急やむを得ない場合に算定できる. いつでも算定できるものでなく初検時のみである. また, 標榜している施術時間外でも実態上施術応需の体制をとっているならば, 時間外加算は認められない. 休日加算, 深夜加算との重複算定は認められない.

e. 往療料

算定条件は歩行困難等真に安静を必要とするやむを得ない理由がなければならない. 単に患者が体調がすぐれない, 往療を希望するという理由では算定できない.

f. 再検料

再検料の算定は, 初回後療日に限る. 初検料算定の次の日であれば月を跨いでも算定できる.

その他の施術料

整　復　料：骨折，脱臼の整復に係る施術料金

固　定　料：不全骨折の固定に係る施術料金

施　療　料：打撲，捻挫，挫傷の初期処置に係る施術料金

後　療　料：負傷した組織の機能を回復させるさまざまな治療方法により治癒に導く後
療の施術料金

冷罨法料：氷やアイスパック，冷湿布，冷却機器などで患部を冷やす施術料金

骨折，不全骨折は受傷日から７日間は算定できる

脱臼は受傷日から５日間は算定できる

打撲，捻挫，挫傷は受傷日又は翌日の初検時１回算定できる

温罨法料：蒸しタオルやホットパック，温湿布などで患部を温める施術料金

骨折，不全骨折は受傷日の８日目から算定できる

脱臼，打撲，捻挫，挫傷は受傷日の６日目から算定できる

電　療　料：人体に危害を及ぼすおそれのない電気光線器具を使う施術料金

骨折，不全骨折は受傷日の８日目から算定できる

脱臼，打撲，捻挫，挫傷は受傷日の６日目から算定できる

1　骨折の部・不全骨折の部

骨　　　　折	整復料	後療料
1．鎖　骨	5,500 円	850 円
2．肋　骨	5,500 円	850 円
3．上腕骨	11,800 円	850 円
4．前腕骨	11,800 円	850 円
5．大腿骨	11,800 円	850 円
6．下腿骨	11,800 円	850 円
7．手根骨，足根骨	5,500 円	850 円
8．中手骨，中足骨，指（手，足）骨	5,500 円	850 円

注1．関節骨折又は脱臼骨折は，骨折の部に準ずる.
注2．医師により後療を依頼された場合で，拘縮が2関節以上に及ぶ場合の後療料は1,090円とする.

不　全　骨　折	固定料	後療料
1．鎖骨，胸骨，肋骨	4,100 円	720 円
2．骨盤	9,500 円	720 円
3．上腕骨，前腕骨	7,300 円	720 円
4．大腿骨	9,500 円	720 円
5．下腿骨	7,300 円	720 円
6．膝蓋骨	7,300 円	720 円
7．手根骨，足根骨，中手骨，中足骨，指（手，足）骨	3,900 円	720 円

注　医師により後療を依頼された場合で，拘縮が2関節以上に及ぶ場合の後療料は960円とする.

(1) 肋骨骨折における施術料金は，左右側それぞれを1部位として所定料金により算定するものである．

(2) 指・趾骨の骨折における施術料金は，骨折の存する指・趾1指（趾）を単位として所定料金により算定し，指・趾骨の不全骨折における施術料金は，1手又は1足を単位とし所定料金により算定するものである．

(3) 関節近接部位の骨折又は不全骨折の場合，同時に生じた当該関節に対する施術料金は骨折又は不全骨折に対する所定料金のみにより算定する．

(4) 膝蓋骨骨折の後療については，特に医師から依頼があった場合に限り算定できるものである．

　この場合の料金は初検料と骨折の後療料等により算定するとし，支給申請書の「摘要」欄に後療を依頼した医師又は医療機関名を付記する．

(5) 頭蓋骨骨折又は不全骨折，脊椎骨折又は不全骨折，胸骨骨折その他の単純ならざる骨折又は不全骨折については原則として算定できないが，特に医師から後療を依頼された場合に限り算定できるものである．その場合は，支給申請書の「摘要」欄に後療を依頼した医師又は医療機関名を付記する．

(6) 肋骨骨折にて喀血し，又は皮下気泡を触知する場合，負傷により特に神経障害を伴う場合，観血手術を必要とする場合，臓器出血を認め又はその疑いのある場合には，必ず医師の診療を受けさせるようにする．

(7) 近接部位の算定方法については，第5の4の（1）を参照する．

2　脱臼の部

脱　　臼	整復料	後療料
1. 顎関節	2,600 円	720 円
2. 肩関節	8,200 円	720 円
3. 肘関節	3,900 円	720 円
4. 股関節	9,300 円	720 円
5. 膝関節	3,900 円	720 円
6. 手関節，足関節，指（手・足）関節	3,900 円	720 円

注　脱臼の際，不全骨折を伴った場合は，脱臼の部に準ずる．

(1) 指・趾関節脱臼における施術料金は，脱臼の存する指・趾1指（趾）を単位として所定料金により算定するものである．

(2) 先天性股関節脱臼等の疾病は，支給対象としない．

(3) 顎関節脱臼は左右各1部位として算定して差し支えないが，同時に生じた同側の顔面部打撲に対する施術料金は，脱臼に対する所定料金のみにより算定する．

(4) 近接部位の算定方法については，第5の4の（1）を参照する．

（打撲の部分）

頭部，顔面部，頸部，胸部，背部（肩部を含む），上腕部，肘部，前腕部，手根・中手部，指部，腰殿部，大腿部，膝部，下腿部，足根・中足部，趾部

（捻挫の部分）

頸部，顎関節，肩関節，肘関節，手関節，中手指・指関節，腰部，股関節，膝関節，足関節，中足趾・趾関節

（挫傷の部分）

胸部，上腕部，前腕部，殿部，背部，大腿部，下腿部，足底部，筋肉のあるところ

3　打撲・捻挫の部

打撲及び捻挫	施療料	後療料
1．打　撲	760 円	505 円
2．捻　挫	760 円	505 円
3．挫　傷	760 円	505 円

注 1. 不全脱臼は，捻挫の部に準ずる．
注 2. 施術料は，次に掲げる部位を単位として算定する．

(1) 打撲・捻挫の施術が初検の日から 3 月を超えて継続する場合は，負傷部位，症状及び施術の継続が必要な理由を明らかにした別紙様式 1 による長期施術継続理由書を支給申請書に添付する．ただし，施術が 3 月を超えて継続する場合について，1 月間の施術回数の頻度が高い場合は，長期施術継続理由書に，負傷部位ごとに，症状及び 3 月を超えて頻度の高い施術が必要な理由を記載する．

　　なお，同様式を支給申請書の裏面に印刷及びスタンプ等により調製し，又は，「摘要」欄に上記の理由等を記載して差し支えない．

(2) 指・趾の打撲・捻挫における施術料は，1 手又は 1 足を単位として所定料金により算定するものである．

(3) 打撲の部においては，顔面部，胸部，背部（肩部を含む．）及び殿部は左右合わせて 1 部位として算定する．

(4) 肩甲部打撲は，背部打撲として取扱うものである．なお，肩甲部打撲の名称を使用しても差し支えないが，肩甲部及び背部の 2 部位として取扱うものではない．

(5) 筋又は腱の断裂（いわゆる肉ばなれをいい，挫傷を伴う場合もある．）については，打撲の部の所定料金により算定して差し支えない．

(6) 近接部位の算定方法については，第 5 の 4 の（1）を参照する．

備考 1. 後療において強直緩解等のため，温罨法を併施した場合又は施術効果を促進するため，柔道整復の業務の範囲内において人の健康に危害を及ぼすおそれのない電気光線器具を使用した場合の電療料として，骨折又は不全骨折の場合に

あってはその受傷の日から起算して7日間を除き，脱臼，打撲，不全脱臼又は捻挫の場合にあってはその受傷の日から起算して5日間を除き，1回につきそれぞれ75円又は33円を加算する．

2. 冷罨法を併施した場合（骨折又は不全骨折の場合にあっては，その受傷の日から起算して7日間に限り，脱臼の場合にあっては，その受傷の日から起算して5日間に限り，打撲又は捻挫の場合にあっては，受傷の日又はその翌日の初検の日に限るものとする．）は，1回につき85円を加算する．

3. 施術部位が3部位以上の場合は，後療料，温罨法料，冷罨法料及び電療料について3部位目は所定料金の100分の60に相当する額により算定する．なお，4部位目以降に係る費用については，3部位目までの料金に含まれる．

4. 初検日を含む月（ただし，初検の日が月の16日以降の場合にあっては，当該月の翌月）から起算して5カ月を超える月における施術（骨折又は不全骨折に係るものを除く．）については，後療料，温罨法料，冷罨法料及び電療料について所定料金（備考3. により算定されたものを含む．）の100分の75に相当する額により算定する．

　　ただし，初検日を含む月（ただし，初検の日が月16日以降の場合にあっては，当該月の翌月）以降の連続する5か月以上の期間において1月につき10回以上の施術（骨折又は不全骨折に係るものを除く．）を行っていた場合は，当該連続する5か月の翌月以降に行う施術（骨折又は不全骨折に係るものを除く．）については，後療料，温罨法料，冷罨法料及び電療料について，所定料金（備考3. により算定されたものを含む．）の100分の50に相当する額により算定する．この場合において，所定料金の100分の50に相当する額と，所定料金の100分の75に相当する額との差額の範囲内に限り，所定料金の100分の50に相当する額により算定した額を超える金額の支払いを患者から受けることができる．

5. 初検日を含む月（ただし，初検の日が月の16日以降の場合にあっては，当該月の翌月）から起算して5カ月を超えて，継続して3部位以上の施術（骨折又は不全骨折に係るものを含む．）を行った場合は，備考3. 及び備考4. による方法に代えて，あらかじめ地方厚生（支）局長及び都道府県知事に届け出た施術所において施術を行う柔道整復師に限り，施術部位数に関係なく，後療料，温罨法料，冷罨法料及び電療料として，1回につき1,200円を算定する．この場合において，当該施術に要する費用の範囲内に限り，前記料金を超える金額の支払いを患者から受けることができる．

6. 骨折，脱臼の整復又は不全骨折の固定に当たり，特に施療上金属副子，合成樹

脂副子又は副木・厚紙副子（以下「金属副子等」という.）を必要とし，これを使用した場合は，整復料又は固定料に 1,000 円を加算する.

なお，金属副子等の交換が必要となった場合は，2 回まで後療料に 1,000 円を加算できることとする.

7．骨折，不全骨折又は脱臼に係る施術を行った後，運動機能の回復を目的とした各種運動を行った場合に柔道整復運動後療料として算定できる.

 (1) 負傷の日から 15 日間を除き，1 週間に 1 回程度，1 カ月（暦月）に 5 回を限度とし，後療時に算定できる.

 (2) 当該負傷の日が月の 15 日以前の場合及び前月から施術を継続している者で，当該月の 16 日以降に後療が行われない場合には，当該月について 2 回を限度に算定できる.

 (3) 部位，回数に関係なく 1 回 320 円とし，20 分程度，柔道整復の一環としての運動による後療を実施した場合に算定できる.

8．骨折，不全骨折又は脱臼に係る応急施術を行った後に，保険医療機関に対して施術の状況を示す文書を添えて患者の紹介を行った場合は，施術情報提供料として 1,000 円を算定する.

9．患者から一部負担金の支払いを受けるときは明細書を有償で交付する施術所である旨をあらかじめ地方厚生（支）局長に届け出た施術所以外の施術所において，明細書を無償で交付する旨を施術所内に掲示し，明細書を無償で患者に交付した場合は，令和 6 年 10 月 1 日以降の施術分から明細書発行体制加算として，月 1 回に限り，10 円を算定する.

4　その他の事項

(1) 近接部位の算定方法

 ア　頸部，腰部又は肩関節のうちいずれか 2 部位の捻挫と同時に生じた背部打撲（肩部を含む.）又は挫傷に対する施術料は，捻挫に対する所定料金のみにより算定する.

 イ　左右の肩関節捻挫と同時に生じた頸部捻挫又は背部打撲に対する施術料は，左右の肩関節捻挫に対する所定料金のみにより算定する.

 ウ　顎関節の捻挫は，捻挫の部の料金をもって左右各 1 部位として算定して差し支えないが，同時に生じた同側の顔面部打撲に対する施術料は，捻挫に対する所定料金のみにより算定する.

 エ　指・趾骨の骨折又は脱臼と同時に生じた不全骨折，捻挫又は打撲に対する施術料は，骨折又は脱臼に対する所定料金のみにより算定する.

 オ　関節近接部位の骨折の場合，同時に生じた当該骨折の部位に最も近い関節の捻

　　　挫に対する施術料は，骨折に対する所定料金のみにより算定する．

（2）罨法料

　ア　骨折又は不全骨折の受傷の日から起算して8日以上を経過した場合であって
　　　も，整復又は固定を行った初検の日は，温罨法料の加算は算定できない．また，
　　　脱臼，打撲，不全脱臼又は捻挫の受傷の日より起算して6日以上を経過して整
　　　復又は施療を行った初検の日についても算定できない．

　　　　　ただし，初検の日より後療のみ行う場合は算定して差し支えない．

　イ　温罨法と併せて電気光線器具を使用した場合の電療料の加算は，柔道整復師の
　　　業務の範囲内において低周波，高周波，超音波又は赤外線療法を行った場合に
　　　算定できる．

（3）施術部位が3部位以上の場合の算定方法

　ア　多部位逓減は，骨折，不全骨折，脱臼，捻挫及び打撲の全てのものが対象とな
　　　る．

　イ　3部位目の施術部位については，所定料金に逓減率を乗じた額を算定し，4部
　　　位目以降の施術に係る後療料，温罨法料，冷罨法料及び電療料については，3
　　　部位目までの料金に含まれる．

　　　　　なお，多部位の負傷の施術中，特定の部位に係る負傷が先に治癒し，施術部
　　　位数が減少した場合は，減少後の施術部位数に応じた逓減率を乗じた額を算定
　　　するものである．

　ウ　逓減率が変更されるのは他の部位が治癒したことによる場合のみであり，3部
　　　位以上の施術期間中，その日に2部位のみについて施術するような場合につい
　　　ては逓減率は変更されない．

　エ　施術録には，4部位目以降の負傷名も含め記載する．

　オ　部位ごとの算定の過程において1円未満の端数が生じた場合は，その都度小数
　　　点以下1桁目を四捨五入することにより端数処理を行うものとする．

（4）長期・頻回施術の場合の算定方法

　ア　長期に係る減額措置及び長期・頻回に係る減額措置については，各部位ごとに
　　　その初検日を含む月（ただし，初検の日が月の16日以降の場合にあっては当
　　　該月の翌月）から起算するものとする．

　イ　部位ごとの算定の過程において1円未満の端数が生じた場合は，その都度小数
　　　点以下1桁目を四捨五入することにより端数処理を行うものとする．

　ウ　長期・頻回の施術については，所定料金の100分の50に相当する額と，所定
　　　料金の100分の75に相当する額との差額の範囲内に限り，所定料金の100分
　　　の50に相当する額により算定した額を超える金額の支払いを患者から受ける

ことができる．

　　ただし，柔道整復師が扱う脱臼，打撲及び捻挫が国の公費負担医療制度の受給対象となる場合は，患者からの特別な料金の徴収について認められないものである．

　　エ　患者から特別の料金を徴収しようとする場合は，患者への十分な情報提供を前提として，当該特別の料金に係る施術の内容，料金等を施術所内の見やすい場所に明示するものとする．

　　オ　特別の料金の設定については，施術所単位で同一のものとし，例えば柔道整復師ごと，又は患者ごとに異なった料金の設定は行わない．

　　カ　当該施術を行い，患者から特別の料金を徴収した場合は，その旨を施術録に記載しておく．

(5) 長期・多部位の施術の場合の算定方法

　　ア　地方厚生（支）局長及び都道府県知事に対し，「柔道整復師の施術に係る療養費の算定基準」（昭和60年5月20日付け保発第56号別紙）の備考5. に掲げる施術（以下「長期・多部位の施術」という．）の場合の定額料金を算定する旨を届け出た施術所において，柔道整復師が当該施術を行った場合は，施術部位数に関係なく，1,200円を算定し，当該施術に要する費用の範囲内に限り，これを超える金額の支払いを患者から受けることができる．

　　　　ただし，柔道整復師が扱う骨折，脱臼，打撲及び捻挫が国の公費負担医療制度の受給対象となる場合は，患者からの特別の料金の徴収については認められないものである．

　　イ　患者から特別の料金を徴収しようとする場合は，患者への十分な情報提供を前提として，当該特別の料金に係る施術の内容，料金等を施術所内の見やすい場所に明示するものとする．

　　ウ　特別の料金の設定については，施術所単位で同一のものとし，例えば柔道整復師ごと，又は患者ごとに異なった料金の設定は行わない．なお，部位数又は施術内容に応じた料金の設定を行っても差し支えない．

　　エ　特別の料金については，その徴収の対象となる施術に要するものとして社会的にみて妥当適切な範囲の額とする．

　　オ　当該施術を行い，長期・多部位の施術の場合の定額料金を算定し，患者から特別の料金を徴収した場合は，その旨を施術録に記載しておく．

(6) 金属副子等加算

　　ア　金属副子等加算の対象となるのは，使用した固定部位が金属副子，合成樹脂副子又は副木・厚紙副子（以下「金属副子等」という．）である場合に限る．

イ 骨折，脱臼の整復及び不全骨折の固定に際し，特に施療上金属副子等による固定を必要としてこれを使用した場合に，整復料，固定料又は後療料の加算として算定できる．

　なお，金属副子等の交換が必要となった場合は，2回まで後療料に加算できる．金属副子等を使用又は交換した日を支給申請書の「摘要」欄及び施術録に記載する．

ウ 金属副子等加算は，固定に使用した金属副子等の数にかかわらず，次の基準により算定できるものである．

　なお，交換にあっては，

①負傷部位の状態の変化により金属副子等の大きさや形状の変更が必要となった場合．

②金属副子等が破損した場合．

③衛生管理上，交換が必要となった場合

であり，単なる交換の場合は算定できないものである．

　また，交換が必要となった理由を施術録に記載する．

エ 金属副子等加算の所定料金には，金属副子等の費用及び包帯等の費用が含まれているものである．

(7) 柔道整復運動後療料

ア 骨折，不全骨折，脱臼に係る施術を行った後，機能の回復を目的とした各種運動を行った場合に算定できるものである．

イ 柔道整復運動後療料は，1日につき320円とする．

ウ 柔道整復運動後療料の算定は，後療時に運動機能の回復を目的とした各種運動を20分程度行った場合に，負傷の日から15日間を除き，1週間に1回程度，1カ月（暦月）に5回を限度として算定できるものである．

エ 当該負傷の日が月の15日以前の場合及び前月から施術を継続している者で，当該月の16日以降に後療が行われない場合には，当該月について2回を限度に算定できるものである．

オ 当該負傷の日が月の16日以降の場合には，当該月については算定は認められない．

カ 1日における柔道整復運動後療料は，各種運動を行った部位数，回数を考慮しないものである．

キ いわゆるストレッチングについては，柔道整復運動後療料を認められない．

ク 柔道整復運動後療料の算定となる日を支給申請書の「摘要」欄及び施術録に記載する．

（8）施術情報提供料

ア　施術情報提供料は，骨折，不全骨折又は脱臼に係る柔道整復師の応急施術を受けた患者について，保険医療機関での診療が必要と認められる場合において，当該患者が，柔道整復師の紹介に基づき，実際に保険医療機関に受診した場合に，紹介状の年月日が初検日と同一日である場合に限り算定できるものである．

イ　明細書発行体制加算は，同月内においては1回のみ算定できること．なお，患者の求めに応じて明細書を1ヶ月単位で交付する場合は，一部負担金の支払いを受けた当該月又は翌月に明細書を交付することになるが，ある月に複数月分の明細書を1ヶ月単位で交付した場合であっても，明細書発行体制加算は同月内においては1回のみの算定に限る．

ウ　「柔道整復師の施術に係る療養費について（平成22年5月24日付け保発0524第2号）」別添1別紙の20又は別添2の20において明細書の無償交付が義務化されている施術所以外の施術所（以下「明細書交付義務化対象外施術所」という．）であって，明細書を有償で交付する施術所は，速やかに，レセプトコンピュータ設置の有無及び当該レセプトコンピュータの明細書交付機能の有無及び明細書を有償で交付する施術所である旨等について，別紙様式3の1 II（明細書有償交付の実施に関する届出）により施術所の所在地の地方厚生（支）局長に届け出る．

　　なお，当該届出を行った明細書交付義務化対象外施術所が，患者から一部負担金の支払いを受けるときに明細書の無償交付を開始するときは，明細書発行体制加算を算定する月の前月末日までに，その旨を別紙様式3の1 III（明細書有償交付の実施（変更）等に関する届出）により施術所の所在地の地方厚生（支）局長に届け出る．

エ　厚生労働省においては，ウの別紙様式3の1 IIの届出に基づき，届出が行われた日の属する月の翌月10日頃までに，明細書を有償で交付する施術所名，届出日，所在地，電話番号，施術管理者名，施術管理者登録記号番号を厚生労働省のホームページに掲載する．

　　なお，ウの別紙様式3の1 IIIの届出に基づき，患者から一部負担金の支払いを受けるときに明細書の無償交付を開始するときは，届出が行われた日の属する月の翌月10日頃までに厚生労働省のホームページから当該施術所名等を削除する．

g. 施術録について

1 療養費の支給対象となる柔道整復師の施術については，記載・整備事項を網羅した施術録を患者毎に作成しておく.

　なお，同一患者にあっては，初検毎又は負傷部位毎に別葉とすることなく，同じ施術録に記載する．また，施術明細を書ききれない場合は，別紙に記載して施術録に添付しておく.

2 施術経過など施術に係ることは実際に施術を行った柔道整復師が記載する.

3 施術後，施術録裏面に必要事項及び金額などを記載する.

4 施術録は誰が見ても理解できるように作成する.

5 地方厚生（支）局長及び都道府県知事との協定及び契約又は関係通知等により，保険者等に施術録の提示及び開示及び閲覧を求められた場合は，速やかに応じる.

6 施術録は，施術完結の日から5年間保管する.

h. 一部負担金

1 「柔道整復師の施術に係る療養費について」（平成20年9月22日付保発第0922002号）により，受領委任の取扱いとすることが認められている施術所において，患者から支払いを受けることとされている一部負担金に相当する金額は，健康保険法，高齢者の医療の確保に関する法律等の規定に基づき，施術に要した費用に10分の1，10分の2又は10分の3を乗じた額である.

2 施術所の窓口での事務の負担軽減を考慮し，患者が一部負担金を支払う場合の10円未満の金額については四捨五入の取扱いとする.

　また，施術所の窓口においては，10円未満の四捨五入を行う旨の掲示を行うことにより被保険者等との間に混乱のないようにする.

　なお，保険者又は市町村（特別区を含む）が支給する療養費又は医療費の額は，10円未満の四捨五入を行わない額であることから，患者に交付する領収証や明細書に記載された一部負担金の合計額と柔道整復施術療養費支給申請書に記載された一部負担金の合計額と柔道整復施術療養費支給申請書に記載された一部負担金の額が異なる場合がある.

B｜療養費請求のケーススタディ

　柔道整復施術療養費支給申請書（以下，支給申請書という）は施術録に記載された施術の内容に沿って作成される．支給申請書作成に当たっては，施術録記載を十分理解して作成すること．

a. 施術録への記載と支給申請書作成

事例 1

　令和 6 年 6 月 6 日午前 10 時頃，高齢者男性が家族とともに，左手で右前腕部をやさしく支えて来院．令和 6 年 6 月 6 日午前 8 時，自宅の庭先で足が滑り転倒し，その際，右手（手掌）をついて負傷．「グニャ」という感じの音がした．右前腕部遠位に激痛，フォーク状変形を呈している．

（患者）	○山　○郎　男　昭和○○年○○月○○日生　75 歳
（負傷の日時）	令和 6 年 6 月 6 日午前 8 時
（負傷の場所）	自宅　庭先
（負傷時の状況）	自宅の庭先で足が滑り転倒し，その際，右手（手掌）をついて負傷．
（初検年月日）	令和 6 年 6 月 6 日午前 10 時
（初検）	疼痛（限局性圧痛）＋　腫脹＋
	変形：フォーク状変形
	右患部手部を健側の手で支える（疼痛緩和姿勢）．
（負傷名）	右橈骨遠位端（Colles）骨折（右前腕骨骨折）
（応急手当）	整復，固定，三角巾で提肘した．
	施術情報提供紹介書を作成し，A 市立病院整形外科に紹介．
（同意医師等）	同意日：令和 6 年 6 月 6 日
	医療機関名：A 市立病院　整形外科
	同意医師名：○野○子　医師
（来院日）	6／6，7，10，12，17，19，24，26，29
（金属副子等加算）	6／6，26
（柔道整復運動後療料）	6／29

実例1の記載例

（実例1の記載例）

（様式第5号）

柔道整復施術療養費支給申請書

令和 6年 6月分

都道府県番号	施術機関コード		
保険者番号	00 000000		

記号・番号

保険 {1.協 2.組 3.共} {本・家 {本人 4.六歳 家族 6.家族}} {給付割合 10.9 8・7 0.高7 0.高8}

例 {4.国 5.退} 単独 {1.単独 2.2併 3.3併}

負傷の原因 1.業務災害 2.通勤災害 又は第三者行為以外の原因による

被保険者 世帯主・組合員 氏名　○山 ○郎
受給者 住所　A市東町 1-1

療養を受けた者の氏名　○山 ○郎

生年　1男 2女　{1明2大 3昭4令} 5令 00年 0月 0日

負傷名	負傷年月日	初検年月日	施術開始年月日	施術終了年月日	実日数	転帰
(1) 右前腕骨折	6・6・6	6・6・6	6・6・6	6・6・29	9	治癒・中止・転医
(2)	・ ・	・ ・	・ ・	・ ・		治癒・中止・転医
(3)	・ ・	・ ・	・ ・	・ ・		治癒・中止・転医
(4)	・ ・	・ ・	・ ・	・ ・		治癒・中止・転医
(5)	・ ・	・ ・	・ ・	・ ・		治癒・中止・転医

請求区分　新規・継続

施術日	1 2 3 4 5 ⑥ ⑦ 8 9 ⑩ 11 ⑫ 13 14 15 16 ⑰ 18 ⑲ 20 21 22 23 ㉔ 25 ㉖ 27 28 ㉙ 30 31	計
初検料	1,550	
加算（休日・深夜・時間外）	100	
再検料	410	
往療料	km	
加算（夜間・難路・暴風雨等）		

| 金属副子等加算 | 2,000 | 2回 |
| 柔道整復運動後療料 | 320 | 1回 |

明細書発行体制加算　13円

	整復料・固定料・施療料	後療料	温罨法料	冷罨法料	電療料		
(1) 100%	8,850	6,800	850	75	33		
(2) 100%	—	340	5	375	5	165	7,680
(3) 60%	—						
(4) 100%	—		0.6				
(5) 60%	—		0.6				

合計　11,800 円
一部負担金　5,393 円
請求金額　7,680 円　※
長期　　計

摘要

[医師の同意]
(1) 6.6.6　A市立病院 整形外科 ○野○子 医師

負傷年月日	初検年月日	施術開始	柔道整復運動
1回目 6月 6日	2回目	3回目	30日
26日			

| 金融機関 | 銀行・金庫・農協 | 本店・支店 | 本所・支所 | 預金の種類 1.普通 2.当座 3.通知 4.別段 | 口座番号 |

支払機関欄
支払区分　1.振込 2.銀行送金 3.当地払

施術所 所在地 〒 000-0000　A市西町 1-1
名称 B接骨院
電話 000-000-0000
柔道整復師 氏名 ○川○男　印

上記のとおり施術したことを証明します。
令和 6年 6月 29日

登録記号番号　協 0000000 - 0 - 0

受取代理人への委任欄（※は保険者使用欄）

上記の療養に基づく給付金の受領方を下記の者に委任します。
令和 6年 6月 29日
住所（上記住所欄と同じ）
被保険者 世帯主 組合員 受給者　氏名

備考　この用紙は、日本工業規格 A列4番とすること。

（様式参考例）

施 術 録

（表 面）

市町村番号							
受給者番号							
公費負担者番号							
公費負担受給者番号							

健康保険（協・組・日）・船員保険
国民健保・退職者・共済組合
⟨後期高齢⟩ 自衛官等・公費負担
自　費

一部負担割合

0割	①割	2割	3割

被保険者証	記　号		施術を受ける者	氏　名	○山 ○郎 ⟨男⟩女	続柄	本人
	番　号	00000000		生年月日	昭和 00 年 0 月 0 日		

被保険者	氏　名	○山 ○郎 ⟨男⟩女	事業所	所在地	
	生年月日	昭和 00 年 0 月 0 日		名　称	
	有効期限	令和　年　月　日			
	住　所	〒000-0000 TEL A市東町 1-1 000（000）000	保険者	所在地	
				名　称	
	資格取得年月日	昭・平・令　年月日		番　号	

負傷名	負傷年月日	初検年月日	施術終了年月日	日数	施術回数	転帰
右前腕骨骨折	6年 6月 6日	6年 6月 6日	年　月　日			治癒・中止・転医
	年　月　日	年　月　日	年　月　日			治癒・中止・転医
	年　月　日	年　月　日	年　月　日			治癒・中止・転医
	年　月　日	年　月　日	年　月　日			治癒・中止・転医
	年　月　日	年　月　日	年　月　日			治癒・中止・転医

負傷原因程度経過等施術の種類その他

負傷の日時
　R6年6月6日
負傷の場所
　自宅の庭先
負傷時の状況
　足が滑り転倒し右手をついて負傷
初検時の所見
　橈骨遠位端部
初検時相談支援の内容
　○○○○○○
同意医師氏名 A市立病院 整形外科
同意年月日 R6.6.6 ○野○子 医師

受傷部位（図解）

負傷名	労務不能に関する意見		摘　要
	意見書に記入した労務不能期間	意見書交付	
	自　年　月　日 至　年　月　日	日間	年　月　日	

この施術録は施術完結の日から5年間保管のこと

（裏　面）

月／日	初検料 時間外 休　日 深　夜 初検時相談支援料 再検料 往療料	整復料 固定料 施療料 金属副子等 柔道整復 運動後療料 明細書発行 体制加算	後療料	冷罨法料 温罨法料	電療料	合　計	一　部 負担金	整復・施療等の施術経過所見
6／6	1,650	13,813		冷 85		15,548	1,554	
6／7	410		850	冷 85		1,345	130	
6／10			850	冷 85		935	90	
6／12			850	冷 85		935	90	別紙：次頁からプロブレ
6／17			850	75	33	958	100	ムリストを用いた記載の
6／19			850	75	33	958	100	一例を示す
6／24			850	75	33	958	100	
6／26		1,000	850	75	33	1,958	200	
6／29		320	850	75	33	1,278	130	
／								
／								
／								
／								
／								
／								
／								
／								
／								
／								
／								
／								
／								
／								
／								
／								
／								
／								
／								
／								
／								

① 6 月	合計 回数	回	合計 金額	24,873 円	一部負担 金　額	2,488 円	請求 期間	自 年 月 日 至 年 月 日	日間	請求 金額	22,385 円
② 月	合計 回数	回	合計 金額	円	一部負担 金　額	円	請求 期間	自 年 月 日 至 年 月 日	日間	請求 金額	円
③ 月	合計 回数	回	合計 金額	円	一部負担 金　額	円	請求 期間	自 年 月 日 至 年 月 日	日間	請求 金額	円

請　求　年　月　日	① 年 月 日	② 年 月 日	③ 年 月 日
領　収　年　月　日	① 年 月 日	② 年 月 日	③ 年 月 日

プロブレムリスト（記した日付を記す）

♯番号	プロブレム	年月日	
		始	終
♯1	中途覚醒	R 6/6/7	
♯2	右手関節尺側部痛 （副子が当たっての痛み）	R 6/6/7	R 6/6/10

整復・施療等の施術経過所見

令和 6 年 6 月 6 日（木）

　　6 月 6 日，A 市立病院○野○子医師の診察により，右橈骨遠位端部骨折と診断．○野医師から，整復位良好のため，当院の施行した前腕近位から MP 関節手前までの掌側金属副子と橈・背側のスダレ副子で固定し，週 1 回○野医師の診察を受けるように回答をいただいた．

　　昨晩は患肢を胸の上に置いて寝たが，慣れないためかほとんど眠れなかった．骨折部は時々うずくような痛みが出現，手指の色・感覚は正常で，自動運動は可能であった．今朝から手首の小指側に痛みが出ている．患部の腫脹は健側周径比較 +15 mm，固定上からの氷嚢冷却をお願いした．

　＃1　中途覚醒

　　　　本日は，当施術所貸出し用の上肢保持台を使用して様子をみるよう，実際に就寝時の装着方法を試行し問題ないこと，畳部屋で布団での就寝が可能なことを確認し，試していただくことで了解を得た．

　＃2　右手関節尺側部痛

　　　　背側スダレ副子を除去すると，副子の当綿が反転し，副子が直接尺骨頭部に当たっていた．10 mm 直径の発赤，同部に圧痛が認められた．綿花を同部に当て包帯固定後，疼痛は消失したため，このまま様子をみることで納得された．

令和 6 年 6 月 10 日（月）

　　患部の疼痛，腫脹ともに変化なし．

　＃1　S：眠れたが，寝返りに慣れないためか夜中に 2〜3 回は目が覚める．

　　　　O：肩，肘，患部に異常はなく，手指の浮腫はみられなかった．

　　　　A：上肢保持台は適切と評価した．

　　　　P：本人も上肢保持台の継続使用は積極的であるが，肩や肘に違和感などがあれば，使用中止もお話した．

　＃2　S：疼痛は消失した．

　　　　O：発赤，圧痛ともに消失した．

　　　　A：外傷性ではないと判断した．

令和 6 年 6 月 12 日（水）

　　患部の疼痛はやや軽減，腫脹は健側周径比較 +10 mm であった．

　　患部に遠赤外線，肘から手部に低周波通電を施行した．座位での体幹側屈・回旋運動を開始した．

　＃1　S：よく眠れるようになった．手を挙げて眠るのにも慣れてきた．

＊　SOAP
　　S：subjective（主観的データ），O：objective（客観的データ），A：assessment（評価），P：plan（計画）

令和 6 年 6 月 17 日（月）

　　6 月 15 日に○野医師の診察，X 線ならびに臨床症状の経過良好と評価を受けた.

　　患部の疼痛に変化はないが，腫脹は健側周径比較 +5 mm であった. 背臥位での体幹運動，エアロバイク 10 分間を開始した.

　＃1　S：右肩が下になりやすいためか，肩前方に違和感が出て目が覚めることがある.

　　　　O：圧痛はないが，他動水平屈曲 100°で違和感を訴えた.

　　　　A：インピンジメント様の状態と評価した.

　　　　P：肘部にタオルを当て，左側を下にする寝返りも可能として経過観察とした.

令和 6 年 6 月 19 日（水）

　　患部の疼痛 6（VAS）程度に軽減した. 腫脹は健側周径比較 ± 0 mm となった.

　　物理療法を継続，体幹・エアロバイク運動に加え肩自動挙上運動 20 回，肩甲骨他動内・外転 20 回を行った. 運動前の血圧 145/90 mmHg について医科受診を促した.

　＃1　S：右肩前方の違和感はあるが，眠りを妨げるほどではない.

　　　　O：他動水平屈曲 100°で違和感は継続していた.

令和 6 年 6 月 24 日（月）

　　6 月 22 日に○野医師の診察，経過良好と評価を受け，3 週半経過後には手関節は自動運動を開始するように指示を受けた. 血圧高値は，内服を自己判断で中止していたことがわかり，昨日，C 内科クリニックを受診，内服薬を再開した. 患部の疼痛は 2（VAS）程度. 物理療法，肩部運動を継続した.

　＃1　S：よく眠れる. 右肩前方の違和感はなくなった.

　　　　O：右肩に運動痛等の所見はなかった.

　　　　A：経過観察は必要と評価した.

令和 6 年 6 月 26 日（水）

　　患肢近位の支持性も安定し，手関節自動運動準備のため，クラーメル副子からアルミ副子（2 号）に変更し，手関節 0°，スダレ副子も除去した. 手部はボール把持運動，肘部は全可動域での屈曲・伸展を開始した.

　＃1　S：2 日に 1 度程度の割合で肩の違和感で目が覚める.

令和 6 年 6 月 29 日（土）

　　6 月 28 日に○野医師の診察，X 線にて仮骨形成確認，骨萎縮は軽度の評価を受けた.

　　手背の皮静脈輪郭に左右差がなくなった. 温浴開始，手関節自動にて背屈 10°まで許可した.

　＃1　S：肩部の違和感は時々出現するが睡眠を妨げることはない.

　　　　A：体幹・患肢とも安定している.

　　　　P：不安がなければ，上肢保持台なしで寝ることを提案した.

事例 2

　令和 6 年 10 月 4 日午前 9 時，跛行気味に高校生男子が来院．令和 6 年 10 月 3 日，地域の陸上競技大会の走り幅跳びに出場．同日午後 4 時，走り幅跳びの踏切時にバランスを崩し捻る．「ブチッ」という音が聞こえる．即座に競技を中止して RICE 処置．

（患者）	○藤　○一　男　平成○○年○○月○○日生　高校生
（負傷の日時）	令和 6 年 10 月 3 日午後 4 時
（負傷の場所）	D 陸上競技場
（負傷時の状況）	地域の陸上競技大会の走り幅跳びの踏切時バランスを崩し捻る．
（初検年月日）	令和 6 年 10 月 4 日午前 9 時
（初検）	腫脹＋　疼痛（運動痛，圧痛）＋　前方引出検査−　内反動揺検査−
（鑑別）	外果骨折，外果裂離骨折
（負傷名）	右足関節捻挫（前距腓靱帯損傷軽度）
（施療）	アイシング，冷湿布，包帯固定
（来院日）	10 ／ 4，5，7，10，11，15，16，21，25
（転帰）	10 ／ 25　治癒

実例2の記載例

(様式第5号)

柔道整復施術療養費支給申請書
令和 6 年 10 月分

都道府県番号	施術機関コード							
保険者番号	0	0	0	0	0	0	0	0
記号・番号	00 000000							

| 公費負担番号① | | 公費負担医療の受給者番号① | | 保険種別 | ①協 2.組 3.共 4.国 5.退 6.後期 | 単併区分 | 1.単独 2.2併 3.3併 | 本家区分 | 2.本人 4.六歳 ⑥家族 | 8.高一 0.高7 | 給付割合 10・9 8・⑦ |
| 公費負担番号② | | 公費負担医療の受給者番号② | | | | | | | | | |

被保険者 氏名 世帯主・組合員の 受給者 住所	氏名 ○藤 ○太	住所 E市南町1-1

療養を受けた者の氏名	生 年 月 日	負傷の原因・業務災害通勤災害又は第三者行為外の原因による
○藤 ○一	1 男 2 女 / 1明2大 3昭④平5令 00年 0月 0日	

	負 傷 名	負傷年月日	初検年月日	施術開始年月日	施術終了年月日	実日数	転 帰
(1)	右足関節捻挫	6・10・3	6・10・4	6・10・4	6・10・25	9	治癒・中止・転医
(2)		・ ・	・ ・	・ ・	・ ・		治癒・中止・転医
(3)		・ ・	・ ・	・ ・	・ ・		治癒・中止・転医
(4)		・ ・	・ ・	・ ・	・ ・		治癒・中止・転医
(5)		・ ・	・ ・	・ ・	・ ・		治癒・中止・転医

施術の内容欄

| 経過 | | 請求区分 | 新規・継続 |

| 施術日 | 1 2 3 ④ ⑤ 6 ⑦ 8 9 ⑩ ⑪ 12 13 14 ⑮ ⑯ 17 18 19 20 ㉑ 22 23 24 ㉕ 26 27 28 29 30 31 |

| 初検料 | 1,550 円 | 初検時相談支援料 100 円 | 往療料 km 回 | 金属副子等加算 円 | 施術情報提供料 | 明細書発行体制加算 | 計 2,070 円 |
| 加算(休日・深夜・時間外) 円 | 再検料 410 円 | 加算(夜間・難路・暴風雨雪) 円 | 柔道整復運動後療料 回 | 10 円 | | |

| 整復料・固定料・施療料 | (1) 760 円 | (2) 円 | (3) 円 | (4) 円 | (5) 円 | 計 760 円 |

部位	逓減%	逓減開始月日	後療料 回 円 計	冷罨法料 85 円 回 円	温罨法料 75 円 回 円	電療料 33 円 回 円	計	多部位	計 円	長期	計 円
(1)	100	—	505 8 4,040	1 85	6 450	6 198	4,773	—			4,773
(2)	100							—			
(3)	60 / 100							0.6			
(4)	60 / 100							0.6			

摘要		合 計	7 6 0 3 円
		一部負担金	3 割
		請求金額	5 3 2 2 円

| 金属副子等加算 | 1回目 日 | 2回目 日 | 3回目 日 | 柔道整復運動後療料加算日 日 日 日 日 日 | | ※ | 円 |

| 支払機関欄 | 支払区分 1:振込 2:銀行送金 3:当地払 | 預金の種類 1:普通 2:当座 3:通知 4:別段 | 金融機関 銀行 金庫 農協 / 本店 支店 本・支店 | フリガナ 口座名義 口座番号 | 登録記号番号 協 0000000 — 0 — 0 |

| 施術証明欄 | 上記のとおり施術したことを証明します。 令和 6 年 10 月 25 日 所在地〒000-0000 A市西町1-1 施術所 名称 B接骨院 電話 000-000-0000 柔道 フリガナ ○○○ ○○○ 整復師 氏名 ○川○男 ㊞ | 受取代理人への委任の欄 | 上記請求に基づく給付金の受領方を左記の者に委任します。 令和 6 年 10 月 25 日 住 所(上記住所欄と同じ) 被保険者 世帯主 組合員 受給者 氏名 この欄は、患者が記入してください。ただし、患者が記入する事ができない場合には、代理記入の上、押印してください。 |

備考 この用紙は、日本工業規格A列4番とすること。 (※は保険者使用欄)

（様式参考例）

施　術　録

（表　面）

健康保険（協・組・日）・船員保険
国民健保・退職者・共済組合
後期高齢・自衛官等・公費負担
自　　費

一部負担割合			
0割	1割	2割	③割

市町村番号						
受給者番号						
公費負担者番号						
公費負担受給者番号						

被保険者証	記　号	0000000	施術を受ける者	氏　名	○藤　○一　⑱（男）女	続柄	子
	番　号	000		生年月日	平成 00 年 0 月 0 日		

被保険者	氏　名	○藤　○太　⑱（男）女	事業所	所在地	
	生年月日	昭和 00 年 0 月 0 日		名　称	
	有効期限	令和　　年　　月　　日			
	住　所	〒000-0000　TEL E 市南町 1-1　000（000）000	保険者	所在地	
				名　称	
	資格取得年月日	昭・平・令　年　月　日		番　号	

負傷名	負傷年月日	初検年月日	施術終了年月日	日数	施術回数	転帰
右足関節捻挫	6 年 10 月 3 日	6 年 10 月 4 日	6 年 10 月 25 日			⑱治癒・中止・転医
	年　月　日	年　月　日	年　月　日			治癒・中止・転医
	年　月　日	年　月　日	年　月　日			治癒・中止・転医
	年　月　日	年　月　日	年　月　日			治癒・中止・転医

負傷原因程度経過等施術の種類その他	負傷の日時　　R 6 年 10 月 3 日　負傷の場所　　D 陸上競技場　負傷時の状況　　地域陸上競技会の走り幅跳び踏切時　バランスを崩し捻る　初検時の所見　　前距腓靱帯損傷　初検時相談支援の内容　　○○○○○○○　同意医師氏名　同意年月日	受傷部位（図解）	

負傷名	労務不能に関する意見		摘　要
	意見書に記入した労務不能期間	意見書交付	
	自　　年　　月　　日　至　　年　　月　　日　　日間	年　月　日	

この施術録は施術完結の日から 5 年間保管のこと

（裏　面）

月/日	初検料 時間外 休日 深夜 初検時相談支援料 再検料 往療料	整復料 固定料 施療料 金属副子等 柔道整復 運動後療料 明細書発行 体制加算	後療料	冷罨法料 温罨法料	電療料	合　計	一　部 負担金	整復・施療等の施術経過所見
10/4	1,650	770		冷 85		2,505	752	
10/5	410		505			915	280	
10/7			505			505	150	
10/10			505	75	33	613	180	別紙：次頁からプロブレ
10/11			505	75	33	613	180	ムリストを用いた記載の
10/15			505	75	33	613	180	一例を示す
10/16			505	75	33	613	180	
10/21			505	75	33	613	180	
10/25			505	75	33	613	180	
/								
/								
/								
/								
/								
/								
/								
/								
/								
/								
/								
/								
/								
/								
/								
/								
/								
/								
/								

① 10月	合計回数 回	合計金額 7,603円	一部負担金額 2,281※円	請求期間 自 年 月 日 至 年 月 日 日間	請求金額 5,322円
② 　月	合計回数 回	合計金額 円	一部負担金額 円	請求期間 自 年 月 日 至 年 月 日 日間	請求金額 円
③ 　月	合計回数 回	合計金額 円	一部負担金額 円	請求期間 自 年 月 日 至 年 月 日 日間	請求金額 円

請　求　年　月　日	① 年 月 日	② 年 月 日	③ 年 月 日
領　収　年　月　日	① 年 月 日	② 年 月 日	③ 年 月 日

※実際の窓口での一部負担金は四捨五入となるので支給申請の金額とは異なる.

プロブレムリスト（記した日付を記す）

♯番号	プロブレム	年月日	
		始	終
♯1	踵骨隆起部の疼痛 （副子の摩擦による）	R 6/10/5	R 6/10/11
♯2	足趾間の掻痒感 （皮膚科への受診をすすめる）	R 6/10/7	R 6/10/16

整復・施療等の施術経過所見

令和6年10月5日（土）

　　10月4日，F病院○本○夫医師の診察により，右前距腓靱帯損傷（Ⅱ度）と診断．○本医師から，当院の施行した下腿中央から足指までの底側金属副子と腓骨側のU字状局所副子で固定するよう回答をいただいた．

　　昨晩は踵部が痛かったので包帯を解いて金属副子のみを当て就寝した．踵骨部の皮膚に発赤と圧痛があり，金属副子との摩擦による皮膚トラブルと判断した．当院へは包帯を自分で巻いて来所された．外果前下方の腫脹と軽微な発赤，外果前方の圧痛がある．腫脹は健側周径比較＋10 mm，固定上からの氷嚢冷却をお願いした．U字状局所副子の当綿を厚くした．

　＃1　踵骨隆起部の疼痛

　　　　副子の踵骨部凹形状を強くし，金属副子の当綿も厚くした．右側片松葉杖歩行で疼痛が出ないことを確認し，様子をみることとした．また，就寝時は膝から足部を高挙（座布団を用いた），踵は宙に浮いている状態を試行し，了解を得た．

令和6年10月7日（月）

　　腫脹，圧痛に変化なし．圧迫を有効にする目的でスダレ副子を内側にも加えた．

　　趾間にかゆみを訴えた．白癬菌等による既往はない．第4と第5趾間の皮膚は白色化していた．

　＃1　S：踵の痛みはなくなった．

　　　　O：発赤はなくなったが，軽度の圧痛あり．

　　　　P：経過観察とした．

　＃2　趾間の掻痒感等

　　　　ガーゼを挟み皮膚の接触を制限して様子をみることにした．

令和6年10月10日（木）

　　腫脹，圧痛は軽減した．ホワイトテープでクローズドバスケット，フィギュアエイトとヒールロック固定とし，松葉杖歩行は止めた．局所にはU字状綿花をアンダーラップ下に置き巻き込んだ．今までどおりの就寝方法を継続することを確認した．

　　患部に遠赤外線，下腿から足部に低周波通電を施行した．股関節・膝関節の重力下の屈伸運動各20回×2セットを開始した．上記の物理・運動療法後，テープ施行前に足浴を5分間行った．

　＃2　S：第2と第3趾間のかゆみがある．

　　　　O：趾間足底皮膚に少し発赤がある．

　　　　A：単なる皮膚接触ではなく，汗疱状湿疹等も疑う．

　　　　P：かゆみが続けば，皮膚科受診をすすめた．ガーゼを趾間に挟むことにした．

令和 6 年 10 月 11 日（金）

　　　　圧痛は消失した.

　　　　チューブを用いた足関節伸展の求心性収縮運動を開始した.

　　♯2　S：相変わらずかゆい.

　　　　O：発赤も相変わらず確認できる.

　　　　A：皮膚科への受診をすすめた.

令和 6 年 10 月 15 日（火）　運動前血圧 118/72 mmHg

　　　　患部に変化なし.

　　　　踵ペダリングのエアロバイク運動 20 分間を開始した. 足関節伸展運動では足部回内を意識するように指示した.

　　♯2　S：相変わらずかゆい. 近日中に加療予定.

令和 6 年 10 月 16 日（水）

　　　　患部に変化なし.

　　　　伸縮性テープによるフィギュアエイトとヒールロック固定とした.

　　♯2　S：昨日, ○本医師により汗疱疹と診断され外用薬処方された.

令和 6 年 10 月 21 日（月）

　　　　患部に変化なし.

　　　　麦穂帯と踵三角帯の包帯固定とした.

　　　　チューブを用いた足関節屈曲の求心性収縮運動を開始した.

令和 6 年 10 月 25 日（金）

　　　　患部に変化なし.

　　　　足関節 ROM：R 伸展 25°・屈曲 45°

　　　　　　　　　　 L 伸展 25°・屈曲 50°

　　　　足関節 MMT：R 伸展 5・屈曲 5

　　　　　　　　　　 L 伸展 5・屈曲 5

　　　　治癒とした.

　　　　就寝は通常に戻り, スポーツへの復帰は, テーピング固定下で少しずつ行い, 本格的跳躍は, さらに 1 か月後を目安にしてほしい旨を伝えた.

別紙様式 2

明 細 書

＿＿＿＿＿＿＿＿＿＿＿＿＿＿＿＿＿ 様

保険分	＜初検料・再検料等＞		
	初検料	円	
	初検時相談支援料	円	
	再検料	円	
	＜施術情報提供料＞	円	
	＜往療料＞	円	
	＜施術料等＞		（負傷カ所）＿＿＿カ所
	整復・固定・施療料	円	
	後療料	円	
	温罨法料	円	
	冷罨法料	円	
	電療料	円	
	金属副子等加算	円	
	柔道整復運動後療料	円	
	＜明細書発行体制加算＞	円	
	＜その他＞	円	
	計	円	
① 一部負担金		円	
② 保 険 外		円	
合計金額（①＋②）		円	

令和　　　年　　　月　　　日

住　所

氏　名　　　　　　　　　　　　　印

3　職業倫理

A 医療従事者の職業倫理

1　職業倫理とは

　言葉としての**職業**とは，社会において生計を立てる特定の仕事ということであり，**倫理**とは社会生活を送るうえで守るべき規範ということが一般的な理解である．この二つの言葉の概念が合わさると職業倫理となり，個々人のあり方に加えて職種全体としてもつべき規範としての意味合いも強くなることから，職種として果たすべき社会的役割をもつものとして認識されるのだろう．

　したがって**職業倫理**とは，特定（専門）の職業を生業としている個人や組織団体（職能団体等）が，その職業において社会的責任や役割を果たすために必要とされる行動の規範や基準であると考えられる．医療を志す者は，その資格創設の経緯から職種としての倫理観を強く意識してきた．とくに医師は，医療の特質から早い段階において職業倫理が根付いていたといえる．

　それは，医師が職域とする医療現場が，社会生活とともにあったことに由来するものと考えられる．また，社会生活から乖離した医療は存在せず，または必要とされなかった．なぜなら，もともと人間は，日頃の生活環境のなかでさまざまな傷や疾病に悩まされ，社会生活上で常に医療にかかわる可能性をもっていたからである．したがって医療は，そうした疾病等に不安を抱えたまま生活する人間を前提として成立し，さらにその

社会化を進めてきたという歴史的経緯をもっている.

医師を始めとする医療従事者は,良かれ悪しかれ社会とその成り立ちに対し,緊密な相互関係を形成してきたものといえる.だからこそ,現代医療は,そのさまざまの面において社会を反映したものとなっている.それは看護職等の他の医療従事者も同じ過程を通ってきたはずである.

これは柔道整復師にとっても同様であり,社会生活のなかで何らかの原因から負傷し,柔道整復師の施術を必要とする人々とのかかわりのなかで,現在の職種としての地位を築いてきたことには変わりがないからである.そこに社会において必要とされるものの責任感や倫理観が芽生えるのは,当然の帰結といえるのかもしれない.

また,医療従事者の組織団体という集団は国内外を問わず,対象がつねに患者(個人)であり,患者(個人)の健康を願うという同一の目的をもつ特殊性から,患者(個人)に関する倫理の原則はどの職種においてもほぼ同じであり,「患者(個人)に対してどのようにあるべきか」という意識は職種や国によって変わらないといわれる.

このように,患者を守り(その家族を含めて),患者を傷つけず,医療従事者の使命を全うするという職業倫理は,社会生活とのかかわりのなかで自然と医療従事者やその組織団体のなかで形成されてきたものである.

そして当然,柔道整復師の職業倫理もそのなかにある.

2 医療における従来の倫理観から現代的倫理観への経緯 ──生命倫理の流れから考える

前項で示したように職業倫理は社会生活のなかで形成され,変遷してきた.では医療に関する倫理観自体はどのような変化を遂げてきたのか.ここでは生命倫理の流れから考えることにする.

医療(医療従事者)の倫理観としてまず出てくるのが,「ヒポクラテスの誓い」であろう.ギリシャの医師であったヒポクラテスが,患者個人の生命と幸福を神聖なものとし,個々の患者に対する医師の倫理的義務を説いたといわれる.これは医師に対するものであるが,次に紹介する.

> 「ヒポクラテスの誓い」
>
> 医神アポロン,アスクレピオス,ヒギエイア,パナケイアおよびすべての男神と女神に誓う.私の能力と判断にしたがってこの誓いと約束を守ることを.
> 1. この術を私に教えた人をわが親のごとく敬い,わが財を分かって,その必要あるとき助ける.
> 2. その子孫を私自身の兄弟のごとくみて,彼らが学ぶことを欲すれば報酬なしにこの術

を教える．そして書きものや講義その他あらゆる方法で私の持つ医術の知識をわが息子，わが師の息子，また医の規則にもとづき約束と誓いで結ばれている弟子どもに分かち与え，それ以外の誰にも与えない．

3. 私は能力と判断の限り患者に利益すると思う養生法をとり，悪くて有害と知る方法を決してとらない．

4. 頼まれても死に導くような薬を与えない．それを覚らせることもしない．同様に婦人を流産に導く道具を与えない．

5. 純粋と神聖をもってわが生涯を貫き，わが術を行う．

6. 結石を切りだすことは神かけてしない．それを業とするものに委せる．

7. いかなる患家を訪れる時もそれはただ病者を益するためであり，あらゆる勝手な戯れや堕落の行いを避ける．女と男，自由人と奴隷の違いを考慮しない．

8. 医に関すると否とにかかわらず他人の生活について秘密を守る．

9. この誓いを守りつづける限り，私は，いつも医術の実施を楽しみつつ生きてすべての人から尊敬されるであろう．もしこの誓いを破るならばその反対の運命をたまわりたい．

(訳：小川鼎三)

　このように医師に対して，患者への誠意をもった対応のあり方を示し，生涯における生き方までを問いかけている．もちろん現代では適切とはいえない内容もあるが，現在では重要視されている個人情報や守秘義務に触れていると思われる部分もある．この医師中心の倫理観は，医師のパターナリズム（医師を頂点とする権威主義的・家父長的関係のことであり，「医師→メディカルスタッフ（本項では医師以外の医療職の意とする）→患者」という一方通行的な関係のあり方）とともに近年まで医療の基本構造として認識され，他の医療従事者もこの構造のなかにいた．このように医師を中心とした倫理観の時代を「医療倫理」として記し，その後の「生命倫理」とは，表記を変えて違いを表すこととする．

　さて，医療倫理の時代から第二次世界大戦後の社会が進むにつれて，医療現場のあり方が徐々に変化をみせてきた．欧米ではすでに1970年代からその医師中心の倫理観や医療のあり方に根底的な批判と反省が開始されている．その一つの表れが，バイオエシックス（バイオ・メディカル・エシックス）という学際的な研究の興隆である．

　一般的にバイオエシックスには，「生命倫理」という訳語が当てられるが，本来の意味からいえば，必ずしも的確なものとはいえない部分も指摘される（本項では医療倫理の語彙との対比を明らかにするため，生命倫理をバイオエシックスのほぼ同意の訳語として進める）．とはいえ生命倫理は，医師中心の倫理観であった医療倫理に，現代医学と先端医療が従来の生命観と倫理観の再考を促し，それを融合させた新しい試みであることは事実である．そして，この試みの本質は，今まで受身であった，医学における被験者，医療における患者，それぞれの権利と主体性を取り戻そうとするかつては存在しなかった視点，つまりは「患者中心の医療」を医療の倫理観の中心とする新たな流れを構築するものである．

この意味で生命倫理とは，決して医療倫理の否定ではなく，医師の視点のみが問われていた倫理観に患者中心の倫理観を融合したものである．その結果，医師のパターナリズムにあるような一方通行の関係ではなく「メディカルスタッフと医師との相互の意思疎通からのチーム医療」や「患者と医師との相互の意思疎通によるインフォームド・コンセントからの患者の自己決定」という現在の医療現場での関係を形成させる流れをつくったものである．一方通行ではなく，円のようにお互いに関係をつなぎ合わせる（サークル関係）ことで医療現場に新たな関係と倫理観を築いたのである．

この医療倫理から生命倫理への流れ同様，職業倫理も患者の各権利，自己決定権，個人情報に対する守秘義務等を明確に保護することを医療従事者，そして柔道整復師の倫理観としていることを理解しなければならない．

B 柔道整復師に必要な基本的倫理観と患者への対応

1 患者への説明──インフォームド・コンセントとインフォームド・アセント

ケース・スタディ 1

13歳の男子生徒（患者）が中学の部活で左足を痛めたと，母親に連れられてA接骨院に来院した．院長である柔道整復師は，患者の左足を観察後，左下肢痛への施術として，超音波照射やキネシオロジテープによるテーピング等を行った．院長はテープがはがれるまでそのまま貼っておくようにとだけ伝え，親子を帰した．

数日後，親子は再び来院した．昨日までテーピングをしたままだったがその患部が痛痒いと男子生徒が母親に訴えたのでテープをはがしてみると赤くただれており，皮膚科を受診したら皮膚炎だといわれたとのことであった．

院長である柔道整復師は，かぶれは体質による個人差もあるので，必ずしも施術上の問題とはいえないと返答したが，何の説明もなかったと母親の怒りはおさまらず，院長のとった態度もあり，訴訟を起こされてしまった．

対応を考える　柔道整復師は事前説明しておくべきだったか．
保護者が来ているのだから母親にだけ説明しておけばよいのか．

ケース・スタディ 1

　医療行為の適法性は，医療水準に基づいた治療を目的とし，患者の同意に基づいたことにより許されることを原則としている．そのためには柔道整復師（医療従事者）の場合でも患者との間に施術に関する対話（会話）が必要であり，その対話のなかに説明と承諾という要素が生まれ，患者が医療行為を受けるか否かを自ら決定する権利である「患者の自己決定権」が守られることになる．そして前提とされる「インフォームド・コンセント」を施術に関する対話等により行うことが，現在の医療では必要になっている．

　したがって，院長である柔道整復師は，後日訴えがあった時点で言い訳のように説明しても，すでに患者の自己決定権は行使された（かぶれ等の可能性の説明がなかったため，すでにテーピング等の施術を受ける決定をした）後であり，インフォームド・コンセントとは，事前に行わなければ患者は適切な自己決定権を行使できないことになる．つまり施術内容やとくにリスクや負担（一般に知れわたっているような内容や軽微な侵襲の説明は免除されると解される）に対するインフォームド・コンセントはするべきものと考えるべきである．

　柔道整復師は，職業倫理として患者に必要な情報を伝えなければならない（法的には努力規定とされるが医療従事者の倫理観としては行うべきである）ということは，職業倫理として欠かせないものといえる．

　そしてインフォームド・コンセントとは，医師等の医療従事者（診療内容によっては柔道整復師等を含めたメディカルスタッフと読み替える）が患者に対し，治療に関する情報をプラスの要因（どの程度治癒できるか等）もマイナスの要因（心身への負担，副作用や死の可能性等）もあわせて十分に提供し，患者が自己の身体に関するコントロールを自己決定（自らは決定しないとすることも含む）できるように説明する義務（法的義務ではなく，医療従事者のもつ職能的義務と考える）である．

　なお，インフォームド・コンセントを通して得られるものに信頼関係がある．病院でもいつも患者が多く来院しているのは，医師が丁寧な説明（インフォームド・コンセント）を行っているところである．施術所でも同様であり，信頼できる柔道整復師のところへ患者は集まる．

　このケースも信頼が失われたことで訴訟にまでなってしまっているが，実際に似たようなケースで柔道整復師が訴えられた事例もある．

　保護者としての母親だけに説明すれば良いように思われるが，近年，子どもを対象としたインフォームド・アセントという概念が小児科領域や移植医療の現場を中心に浸透してきている．これは，これから行う医療行為に対して，医療従事者が子どもに理解できるように，わかりやすく説明し，その内容に対して子どもの納得を得るということで

ある．日本看護協会が公表している「小児看護領域の看護業務基準」(1999) においても，小児看護領域でとくに留意すべき子どもの権利と必要な看護行為として，「説明と同意」「意思の伝達」などの項目が明示されている．わが国におけるインフォームド・アセントの対象はおおよそ 10~15 歳程度ではないかと推察される[*1] ことから，このケースの患者である 13 歳の男子中学生にもわかりやすい言葉で，母親と合わせて説明（インフォームド・アセント）することが望ましく，15 歳以上の患者にはインフォームド・コンセントを行うべきと考えられる．

2　医療従事者における守秘義務

ケース・スタディ 2

　B 接骨院に来院した C さん（女性，58 歳）は，近所に住む D さん（女性，62 歳）から紹介を受けたとのことであった．C さんの症状は転倒による捻挫で，以前 B 接骨院で施術を受けていた D さんと似たような状態であったことから紹介されたようでもあった．それもあり院長である柔道整復師は，C さんへの施術の説明の際，たびたび D さんに行った施術を引き合いに出し，C さんを安心させようと D さんのほうが症状が重かったなどと話していた．また，C さんと D さんは近所でもとくに仲がよいとの話から，以前 D さんから聞いた娘さんの結婚の話まで C さんとの話題にあげていた．

　それからしばらく経った頃，しばらくぶりに D さんが来院した．それは施術を受けにきたのではなく，自分の情報を勝手に C さんに話したというクレームからだった．D さんは，捻挫で来院したことは C さんに話したが，その原因がまわってきた焼き芋の販売車を呼び止めるために家から急いで出ようとして転倒し捻挫したためであることや，ましてや結局決まらなかった娘さんの結婚について話すとはどういうことかと，院長に詰め寄った．院長は自らの非を謝罪し，今後このようなことはないようにすると D さんにひたすら頭を下げることで，その場は何とかおさまった．

 柔道整復師（医療従事者）の守秘義務とはどのようなものか．

[*1]　物事を理解認識できる事理弁識能力には，年齢を明記したものはないが，民法 712 条では未成年者の責任の免責について「自己の行為の責任を弁識するに足りる知能」が必要と表記し，判例では小学校卒業程度の子どもに事理弁識能力なしと判断しており，年齢にすると 12 歳程度である．自己の行為の結果を理解できる程度の判断能力（精神能力）を意思能力といい，一般には，7~10 歳程度で有するとされる．同じく民法 961 条では，意思能力があれば，遺言をできる能力を 15 歳以上とする．また，日本小児血液学会の倫理指針では，1 歳未満の子どもからは骨髄および末梢血の採取はせず，10 歳以上の同胞においてのみ骨髄および末梢血のいずれも選択ができるとしている．このようなことから，わが国におけるインフォームド・アセントの対象はおおよそ 10~15 歳程度ではないかと推察される．

ケース・スタディ 2

　守秘義務とは，医療現場に特化したものではなく，社会のあらゆる場面で（商取引，教育等），個人情報等を守り保護するものとして認識されている．ただ，医療現場においては，診療や施術において患者の個人情報がなければ，適切な医療を行えないことが多く，患者の同意や必要最小限のなかで患者の個人情報を扱うことになり，注意を要する（E「医療における情報と責任．[1] 患者の個人情報保護」を参照のこと）．

　このように適切な医療を行うために，医師や柔道整復師等が患者に対し個人的な情報の提供を求めるのは，医療上必要なことである．患者も医師等の医療従事者は患者の秘密を守るものとの信頼（職業上）によって，自らの情報を提供するものである．

　したがって，医療従事者が患者の秘密を他に漏らすことは，診療や施術に対する信頼をなくすことだけではなく，患者を社会的に不利な状況にさせてしまう危険性さえはらんでいる．このことから医療従事者は職業倫理として当然に守秘義務を課されるものとされる．

　この場合の秘密とは，一般に知られていない事実であり，他に漏れると本人の不利益になるものであるが，とくに病状に関する事由に限定されるものではないことは医療従事者として知らなければならない．本ケースでの娘さんの結婚話はこれにあたり，その後の結婚に悪影響が出た場合，訴えられることもあり得る．

　そして，「漏洩（漏示）」とは，他人がまだ知らない秘密を漏らすことであり，その秘密を記載した書面（施術録や診療録，紹介状等を含む）などを他人が閲覧できる状態で放置したりすることも含む（施術台や受付の見えるところに放置する等）．つまりは個人情報が書かれた書面等を第三者から見えるところに放置するのは，守秘義務違反に問われる可能性があるということである．

　とくに重大な秘密を扱う者については，刑法134条によって刑罰を課している（E「医療における情報と責任．[1] 患者の個人情報保護」を参照のこと）．

　この守秘義務は親告罪とされ，訴えられたことで守秘義務違反かどうかが問われることになる．ただし，患者が訴えなければ問題がないわけではなく，各医療従事者の資格法のなかには守秘義務の規定があり，資格を得る時点で患者の個人情報を守るものと知っているわけである．そして法規制以前に各職種は倫理規定等を策定しており（職業倫理資料を参照のこと），職業倫理として日本柔道整復師会も倫理綱領を掲げている．守秘義務に対する社会的責任は免許取得の時点で明確であり，開業すればとくに大きなものとして認識しなければならない．

　したがって柔道整復師法第17条の2（守秘義務）[*2]に拠らなくとも職業倫理として患者の個人情報を柔道整復師は守るべきである．

C 柔道整復師の社会的責任と対応

1 患者への対応I 施術で必ず治せなければならないのか ——医療（診療）契約の範囲

ケース・スタディ3

転倒して腰を強打したという患者（男性，45歳）がE接骨院にやってきた．転倒から1日経っても痛みが続いているとのことだった．

院長である柔道整復師の触診等において骨折ではないと判断し，超音波照射や患部周辺に手技を行った．運送業者という患者に対し，仕事の状態によっては痛みがしばらく継続してしまうと告げたが，仕事は休めないとのことだった．そして就寝時の体位についても指示をして，しばらく来院するように伝えた．

患者は1日おきくらいに来院していたが，5回目の来院時にまったく痛みが引かないと告げた．そして痛みが引かないのはよけいな手技療法を受けているからではないか，また，接骨院といえども医療契約を結んでいることになるのだから，こんなに長引かせるのは契約違反ではないかともいい，院長に詰め寄った．

患者はその日は帰ったものの，訴訟を心配した院長は，知り合いの整形外科医や先輩の柔道整復師に相談したが，院長の行った手技から患部を悪化させる内容がみつけられず，仕事を日々続けていることが原因ではないかと整形外科医たちは話し，施術や態度に問題はないとした．

 **対応を考える** 医療契約を結ぶと，どのような場合でも治癒させなければならないのか．

 解説 ケース・スタディ3[*3]

原則的な<u>医療契約</u>とは，<u>患者が医師または医療機関の開設者（以下，医療側とする）から医療の給付（診療・治療等）を受けたいとき，医療側と結ぶ契約である．</u>

---

*2 柔道整復師法第17条の2 柔道整復師は，正当な理由がなく，その業務上知り得た人の秘密を漏らしてはならない．柔道整復師でなくなつた後においても，同様とする．
*3 ここでは本ケースにかかわる医療契約の内容をなるべくコンパクトに解説する．

　そして医師等は，適切な診療・治療を行う義務が生じ，また，その費用の支払請求権も同時に発生するものである．これは柔道整復師の施術所の場合も同様に解される．

　医療契約の法的性質は，現在の学説等において準委任契約と解されている．準委任契約は，委任契約（法律行為を行うことを対象とする）のうち法律行為以外の事務（業務と解してよい）を処理する場合を指すものである．委任契約は，契約内容が一定の事務の処理をその目的に従い合理的に処理することを受任者に委託するものである．その処理にあたっては善良な管理者の注意義務（善管注意義務）をもってあたるものである．善管注意義務の程度は，通常，人がその地位・職業・立場等において，当然期待しうる注意を払うことを意味している．したがって医療従事者は，その職業的立場によって，注意義務（この場合の注意義務とは，一般的には社会に有害な結果を発生させないように一定程度の注意をなすべき義務）を課されることになる．

　つまりは柔道整復師の医療契約を医師等と同様に準委任契約と解せば，委任された業務をきちんと処理すればよく，当時の柔道整復師の施術の水準[*4]を下回らないよう資格に基づいた注意義務をもって施術を実施すること自体を医療契約の内容とすることになる．必ずしも治癒自体を目的とした契約ではない（目的の完成，医療の場合に治癒を契約内容とするなら請負契約となるが，義足の作製や美容整形などの限られたもの以外の医療契約には用いるのが難しく，ここでは割愛しておく）．もちろん業務上の医療水準に基づいて善管注意義務を尽くせば治癒できるものは治癒しなければならないと解される．

　このケースで行った施術内容は，柔道整復師の業務として水準を下回ったとも思えず，専門職としての注意義務も果たしていることから問題はないはずである．また，仕事の状態によっては長引く等，説明（インフォームド・コンセント）もなされていることから，医療契約に違反しているとは考えづらい．

　ただし職業倫理として，このような場合には，誠意をもって再度説明することが望ましい．

＊4　現在の医療現場の水準（「実践としての医療水準」）は，経験水準もしくは技術水準という意味も含むものである．そして，先端の研究などから得られたごく一部の者や施設に到達できる研究水準や学会水準といった「学問としての医学水準」による諸問題について，これを医療の実践として普遍化するため，あるいは普遍化しうるかどうかを知るために，さらに多くの技術や施設の改善や経験的研究を積み重ね，時には学説の修正をも試みてようやく専門家レベルでその実際適用の水準としてほぼ定着したものというべきものである．

　柔道整復師としていえば，免許取得後も常に柔道整復術（学）等の研鑽を続ける柔道整復師ならなしえるべき施術の水準ということである．決してごく一部しかなしえない先端の水準を指すわけではない．

2 患者への対応Ⅱ 施術で患者の状態が悪化してしまったら ——医療事故とその対応

ケース・スタディ 4

　左肩に違和感があるという患者（女性，64 歳）が F 接骨院に来院した．患部への超音波照射のあと，手技を行おうと左手を持ち上げたとき，注意はしていたのだが力が入りすぎ，痛がった患者が施術台から落ちてしまった．その際，左腕をひねりながら床に打ち付ける格好となり，患者は強い痛みを訴え，診させてほしいという院長の柔道整復師の言葉に耳を傾けず，付き添ってきた娘に抱きかかえられながら帰ってしまった．

　翌日娘だけが来院し，母は激痛を訴えるので整形外科を受診した結果，左肩腱板断裂と診断されたと診断書を院長にみせ，きちんとした対応がなければ医療過誤として訴えるというのだった．

 柔道整復師側の落ち度で患者の状態を悪化させた場合の対応はどうするべきか．

 ### ケース・スタディ 4

　医療事故等の用語の定義は，2000 年 8 月の厚生省リスクマネージメントスタンダードマニュアル作成委員会の報告で次のように指針を出している．

1）医療事故

　医療に関わる場所で医療の全過程において発生するすべての人身事故で，以下の場合を含む．なお，医療従事者の過誤，過失の有無を問わない．

　　ア　死亡，生命の危険，病状の悪化等の身体的被害及び苦痛，不安等の精神的被害が生じた場合．

　　イ　患者が廊下で転倒し，負傷した事例のように，医療行為とは直接関係しない場合．

　　ウ　患者についてだけでなく，注射針の誤刺のように，医療従事者に被害が生じた場合．

2）医療過誤

　医療事故の一類型であって，医療従事者が，医療の遂行において，医療的準則に違反して患者に被害を発生させた行為．

3）ヒヤリ・ハット事例

　患者に被害を及ぼすことはなかったが，日常診療の現場で，"ヒヤリ"としたり，"ハッ"

とした経験を有する事例.

　具体的には，ある医療行為が，①患者には実施されなかったが，仮に実施されたとすれば，何らかの被害が予測される場合，②患者には実施されたが，結果的に被害がなく，またその後の観察も不要であった場合等を指す.

　本ケースは，医療従事者（柔道整復師）の施術に関する注意義務違反が原因にある以上，医療過誤にあたる.

　本ケースの場合は，誠意をもって謝罪することはもちろんだが，その原因となった事由を明確にすることが重要である.こうなった原因を柔道整復師がどう考えているかは，患者の感情を左右することになる.原因を明らかにすることで相手側が納得しやすくなり，ある程度の信頼の回復にもなる.そして，それに対する謝罪は相手への「共感」[*5]を意味することにもなる.もし訴訟となった場合でも最初のこの行動が裁判官等の心象に影響することもある.もちろんここでいうのは，<u>ただ事を大きくしないなどの自分への利益のためではなく，医療従事者の職業倫理からの態度としてである</u>.

3 　患者への対応Ⅲ　　患者から暴言・暴行等を受けた場合の対応

ケース・スタディ5

　G接骨院に来院した患者（男性，38歳）は，慢性的な腰痛を理由に1時間ほどのマッサージを院長の柔道整復師に要求した.しかし，院長がここは接骨院なのでそのようなことはできませんと答えた.すると患者は，とりあえず痛み止めを出せといってきたため，院長は薬を出すことはできませんと答えたところ，患者は「何もできないのか，接骨院の看板を下ろせ」などと暴言を吐き，なだめる院長を突き飛ばしてきた.

対応を考える　患者からの暴言等は甘んじて受けなければならないのか.

[*5]　共感：医療現場でのコミュニケーション技能として，「傾聴」や「受容」とともに医療従事者として必要な態度の一つである.言葉上だけではなく，感情として共有することが必要であり，目的である.つまりは，患者がどのように感じているかを受け止め，それを相手が理解できるように示すことである.これにより相手（患者側）は感情の安定が増し，信頼関係への道も開けることになる.

ケース・スタディ 5

　本ケースの場合，対応が難しそうな患者に対してはとりあえず相手の言うとおりにするという対応はしないものとして考える．

　院長の言っていることは正しく，患者の要求のほうが違法なものといえる．段階を踏んで考えると，まず理解してくれそうな患者ならば，資格と業務内容の違いを説明し，慢性的腰痛へのマッサージを行えるのはマッサージ師であることを伝え，信頼できるマッサージ師を知っていれば紹介することで良い．

　本ケースのようにまったく理解を示さない患者であれば要求に応じる必要はなく，暴行を受けたり，暴言を繰り返すようなら警察に相談することになるが，まずはその前にケース・スタディ 4 の解説で述べた「共感」的態度などでコミュニケーションをとってみることが必要といえる．

　また，薬に関しては，プライベート等，施術に関わらない場合はもちろん，施術に用いる一般用医薬品（市販薬）であっても患者に渡すことはできない．第 1 類医薬品なら薬剤師，第 2 類医薬品なら薬剤師か登録販売者*6のもとでの販売となることに注意が必要である．料金の有無にかかわらず，いわゆる医薬品医療機器等法（医薬品，医療機器等の品質，有効性及び安全性の確保等に関する法律）の違反が問われる場合があることに注意する．施術上で必要なテープ等とは規制が違うものである．

※柔道整復師法第 16 条参照．

＊6　登録販売者　2009 年 6 月から改正薬事法（旧）により施行された資格であり，薬剤師とともに OTC 薬（一般用医薬品）の販売を行える登録販売者である．
　　　また，法改正により現在は実務経験や学歴等は不問であり，管理者・管理代行者となるには，過去 5 年間のうち 2 年間の実務・業務経験が必要となる．それまでの間は，管理者・管理代行者の管理・指導の下に実務に従事しなければならない．販売できる医薬品は OTC 薬のうち第 2 類医薬品及び第 3 類医薬品に限られ，薬剤師のように調剤を行うことはできない．

4 　患者への対応Ⅳ　施術料未払いの患者が再来院した場合の対応

ケース・スタディ 6

　H接骨院に来院した患者（男性，50歳）．それまで5度来院したが，いずれも手持ちの現金がなかったなどを理由に支払いがなく，催促しても応じてくれなかった．

　とうとう今回は，院長である柔道整復師もこれまでの施術料を支払わないなら施術はできないと話した．患者はむっとした表情で診療拒否なら訴えると言い残して帰っていった．

 施術料未払いの患者の施術は拒否できるのだろうか．

 ケース・スタディ 6

　医療機関における診療費未払いについての判例は分かれている．未払いなら診療を行わなくても違法ではないとの判決もあるが，往年の「医は仁術なり」という考えから金儲けとは一線を引くということなのか，医療契約としての準委任契約は，もとの委任契約にしても原則報酬を伴ってないからなのか，確かに支払いが滞っていることが，すぐさま拒否事由になるとはしない判例もある．これは低所得の家庭等に配慮しなければならないことが考えられる．しかし，実際に生活保護や低所得の事情が明らかな場合，行政からの助成やその手続きができているはずである．

　したがって柔道整復師においても，すぐに施術の拒否とはせずに督促を行い，それでも支払いに応じないようであれば，事情に応じて行政等との相談を進めることが必要である．そして，その時点で支払い能力に問題がないとすれば，施術に応ずる必要はないと考えられ，施術料金の支払いを求めることとなろう．どちらにせよ，やはり患者とのコミュニケーションのなかで相手の事情を知ることは大切である．もちろん守秘義務のなかでである．

D　グループ・ディスカッション事例

日常の施術等において，明確に答えが出せないが，何らかの対応を迫られる場合がある．話し合いの中で自分（たち）なりの解決策を導き出してほしい．

事例1

　I接骨院は休日前のこともあり，施術所が大変混んでいた．腰を打ったと長らく待っていた患者（男性，67歳）からも，痛むのだがまだかと催促が出ていた．やっとその患者の順番となったところ，木から落ちて脱臼したという子ども（男児，8歳）が運び込まれた．
　痛む腰に顔をしかめて待っていた男性患者と泣き叫ぶ男児を前にどのような態度と説明を行うべきか．

ディスカッションのヒント：施術におけるトリアージ（優先順位付け），大人と子ども，待合室に順番に関する掲示があるか，待っている間に声かけはしたか，等．

事例2

　夕方を過ぎ，J接骨院は施術時間の終わりを迎えようとしていた．そのとき一人の高齢の患者（女性，83歳）が来院し，「昨日みてもらったところが痛くて仕方がない，きちんとみてくれなかったのだろう」とクレームを述べた．ところがその患者は確かに以前来院していたが，ここ2年ほどは来院しておらず，もちろん昨日施術をした事実はなかった．どうもその患者は認知症を患っているようにみえるのだが，どのような態度と対応を行うべきか．

ディスカッションのヒント：個人情報（要配慮個人情報），診断権はない，傾聴・共感（ともにコミュニケーション），家族への連絡，等．

事例3

　転倒して手をついたら，ひじが痛くなったという患者（男性，48歳）が来院した．できる限りの施術を行い，施術費用の請求となったとき，患者が不満げな顔になった．
　それは初めての来院でもあり，初検料を加算したのだが，患者は「前に行った整体院は初回無料で実費だけだといわれた．ここでは初検料もとるのか，病院でもないのに」とクレームを述べた．この患者にどのような態度をとり，説明を行うべきか．

ディスカッションのヒント：柔道整復師と整体師（他職種を非難する言動は不可），療養費，初検料に対する掲示，インフォームド・コンセント，等．

E 医療における情報と責任

1 患者の個人情報保護 ──「個人情報の保護に関する法律」を中心に

まず，個人情報について関連する「個人情報の保護に関する法律」の条文を確認する.

第2条　この法律において「個人情報」とは，生存する個人に関する情報であって，次の各号のいずれかに該当するものをいう.

一　当該情報に含まれる氏名，生年月日その他の記述等（文書，図画若しくは電磁的記録（電磁的方式（電子的方式，磁気的方式その他人の知覚によっては認識することができない方式をいう．次項第二号において同じ．）で作られる記録をいう．第18条第二項及び第28条第一項において同じ．）に記載され，若しくは記録され，又は音声，動作その他の方法を用いて表された一切の事項（個人識別符号を除く．）をいう．以下同じ．）により特定の個人を識別することができるもの（他の情報と容易に照合することができ，それにより特定の個人を識別することができることとなるものを含む．）

二　個人識別符号が含まれるもの

2　この法律において「個人識別符号」とは，次の各号のいずれかに該当する文字，番号，記号その他の符号のうち，政令で定めるものをいう.

一　特定の個人の身体の一部の特徴を電子計算機の用に供するために変換した文字，番号，記号その他の符号であって，当該特定の個人を識別することができるもの

二　個に提供される役務の利用若しくは個人に販売される商品の購入に関し割り当てられ，又は個人に発行されるカードその他の書類に記載され，若しくは電磁的方式により記録された文字，番号，記号その他の符号であって，その利用者若しくは購入者又は発行を受ける者ごとに異なるものとなるように割り当てられ，又は記載され，若しくは記録されることにより，特定の利用者若しくは購入者又は発行を受ける者を識別することができるもの

3　この法律において「要配慮個人情報」とは，本人の人種，信条，社会的身分，病歴，犯罪の経歴，犯罪により害を被った事実その他本人に対する不当な差別，偏見その他の不利益が生じないようにその取扱いに特に配慮を要するものとして政令で定める記述等が含まれる個人情報をいう.

　1）医療・福祉機関が留意すべき点

医療・福祉機関での個人情報としては，施術録，診療録（カルテ），検査結果，レントゲンフィルム，検体，紹介状，レセプト，処方せん，調剤録，ケア・プラン，福祉サービス又は保健医療サービスの利用状況等の記録等が考えられるが，匿名処理（個人識別

ができない処理）をしない限り個人情報にあたるとされ，紙媒体，電子媒体を問わず，映像や音声による情報も含まれる．また，亡くなった患者等の個人情報が，同時に遺族等の生存している者の個人情報にもあたる場合は，生存している遺族等の個人情報として本法の対象となる．

医療従事者においては，患者のすべての個人情報を保護すべきであるが，とくに要配慮個人情報である病歴等の医療の根幹部分の情報は，注意して扱わなければならない．

そして法改正（2016年）により，5,000人以下の個人情報を有する事業者の適用除外規定が削除されたことから，同法にかかる個人情報をもつ施術所は，保有人数にかかわらず，すべて法規制の対象となることになった．

医療・福祉機関は患者や福祉対象者に対して，もともと説明義務や同意をとることを求められており，各職種の資格法においても守秘義務を定めて患者の個人情報の保護に努めている．そして個人情報保護法の規定にて，改めて個人情報の保護を求められているものと考えるべきである．

2）とくに重大な秘密を扱う職

とくに**重大な秘密**を扱う者については，刑法134条によって「医師（歯科医師を含む），薬剤師，医薬品販売業者，助産師，弁護士，弁護人（特別弁護人），公証人又はこれらの職にあった者（職を辞した後も）が，正当な理由もなく，その業務上取り扱ったことについて知り得た人の秘密を漏らしたときは，6月以下の懲役又は10万円以下の罰金に処する」と刑罰を課している〔本条は告訴がなければ公訴を提起できない親告罪（刑法第135条）である〕．医師についていえば，患者との信頼関係を法的に担保するためのものと解する．

なお，医師同様に開業権をもち，社会や患者との密接な関係のなかで施術を行う柔道整復師も，患者の個人情報の保護において重大な秘密を扱う者と変わらぬ認識をもつことが，これからの地域社会のなかで求められていくことになる．

2 SNS等での業務に関する情報発信での注意点

現代のコミュニケーションツールとして，インターネット上でのSNS（ソーシャル・ネットワーキング・サービス）の活用は医療現場にも広く入り込んでいる．個人的な情報交換のみならず，業務上でも多く利用され，メールサービスや同様アプリケーションを使っての予約診療が可能な医療機関も見受けられる．

このように有用な面も多いが，誤操作等で患者の個人情報が漏れてしまったり，不用意な発言を書き込んでしまい，インターネット上での「炎上」（集中的な批判を受けること）を惹起してしまうトラブルも増加している．したがって次のような注意点が必要

である.

①患者や施術所スタッフのプライバシーを書き込まない. たとえ本人の同意があって
　も<u>広範囲に流布することになるので, 適切な情報かどうかを再度確認すべき</u>である.

②写真の掲載は, 知人や施術所スタッフであっても同意を取り（複数人が写っている
　ときはとくに注意）, 位置情報の設定の有無を考えてから掲載する.

③患者の個人情報（医療情報含む）を本人や医療施設間で送付する場合は, 複数に流
　布する可能性のある SNS を利用せず, 相手方単独に送付される方法を使用する.

④患者の診療内容等を SNS に勝手にあげない. 医療従事者が, 受診した有名人やス
　ポーツ選手の名前を公表し, 問題になったケースもある.

⑤たとえ事実であっても他者や他施設への悪意ある情報（悪口等）は, 不用意に
　SNS 上に流さない. 内容を知らない人にまで拡散すれば, 事実無根の情報を流さ
　れる可能性もある. また職業倫理として, 悪意ある情報の流布は避けることが望ま
　しい.

職業倫理資料

　ここではさまざまな医療の職能団体が策定している倫理綱領等を資料として掲載する．日本医師会など詳しい「医師の職業倫理指針」（2004 年策定，2008 年改訂）を示しているものもあるが，ここでは倫理綱領等として掲げているものを中心に紹介したい．

日本柔道整復師会　倫理綱領　1987 年

　　国民医療の一端として柔道整復術は，国民大衆に広く受け入れられ，民族医学として伝承してきたところであるが，限りない未来へ連綿として更に継承発展すべく，倫理綱領を定めるものとする．

　　ここに柔道整復師は，その名誉を重んじ，倫理綱領の崇高な理念と，目的達成に全力を傾注することを誓うものである．

1. 柔道整復師の職務に誇りと責任をもち，仁慈の心を以て人類への奉仕に生涯を貫く．
2. 日本古来の柔道精神を涵養し，国民の規範となるべく人格の陶冶に努める．
3. 相互に尊敬と協力に努め，分をわきまえ法を守り，業務を遂行する．
4. 学問を尊重し技術の向上に努めると共に，患者に対して常に真摯な態度と誠意を以て接する．
5. 業務上知りえた秘密を厳守すると共に，人種，信条，性別，社会的地位などにかかわらず患者の回復に全力を尽くす．

日本医師会　医の倫理綱領　2000 年

　医学および医療は，病める人の治療はもとより，人びとの健康の維持もしくは増進を図るもので，医師は責任の重大性を認識し，人類愛を基にすべての人に奉仕するものである．

1. 医師は生涯学習の精神を保ち，つねに医学の知識と技術の習得に努めるとともに，その進歩・発展に尽くす．
2. 医師はこの職業の尊厳と責任を自覚し，教養を深め，人格を高めるように心掛ける．
3. 医師は医療を受ける人びとの人格を尊重し，やさしい心で接するとともに，医療内容についてよく説明し，信頼を得るように努める．
4. 医師は互いに尊敬し，医療関係者と協力して医療に尽くす．
5. 医師は医療の公共性を重んじ，医療を通じて社会の発展に尽くすとともに，法規範の遵守および法秩序の形成に努める．
6. 医師は医業にあたって営利を目的としない．

日本看護協会　看護者の倫理綱領　2003 年

前　文

　人々は，人間としての尊厳を維持し，健康で幸福であることを願っている．看護は，このような人間の普遍的なニーズに応え，人々の健康な生活の実現に貢献することを使命としている．

　看護は，あらゆる年代の個人，家族，集団，地域社会を対象とし，健康の保持増進，疾病の予防，健康の回復，苦痛の緩和を行い，生涯を通してその最期まで，その人らしく生を全うできるように援助を行うことを目的としている．

　看護者は，看護職の免許によって看護を実践する権限を与えられた者であり，その社会的な責務を果たすため，看護の実践にあたっては，人々の生きる権利，尊厳を保つ権利，敬意のこもった看護を受ける権利，平等な看護を受ける権利などの人権を尊重することが求められる．

　日本看護協会の『看護者の倫理綱領』は，病院，地域，学校，教育・研究機関，行政機関など，あらゆる場で実践を行う看護者を対象とした行動指針であり，自己の実践を振り返る際の基盤を提供するものである．また，看護の実践について専門職として引き受ける責任の範囲を，社会に対して明示するものである．

条　文

1. 看護者は，人間の生命，人間としての尊厳及び権利を尊重する．
2. 看護者は，国籍，人種・民族，宗教，信条，年齢，性別及び性的指向，社会的地位，経済的状態，ライフスタイル，健康問題の性質にかかわらず，対象となる人々に平等に看護を提供する．
3. 看護者は，対象となる人々との間に信頼関係を築き，その信頼関係に基づいて看護を提供する．
4. 看護者は，人々の知る権利及び自己決定の権利を尊重し，その権利を擁護する．
5. 看護者は，守秘義務を遵守し，個人情報の保護に努めるとともに，これを他者と共有する場合は適切な判断のもとに行う．
6. 看護者は，対象となる人々への看護が阻害されているときや危険にさらされているときは，人々を保護し安全を確保する．
7. 看護者は，自己の責任と能力を的確に認識し，実施した看護について個人としての責任をもつ．
8. 看護者は，常に，個人の責任として継続学習による能力の維持・開発に努める．
9. 看護者は，他の看護者及び保健医療福祉関係者とともに協働して看護を提供する．
10. 看護者は，より質の高い看護を行うために，看護実践，看護管理，看護教育，看護研究の望ましい基準を設定し，実施する．
11. 看護者は，研究や実践を通して，専門的知識・技術の創造と開発に努め，看護学の発展に寄与する．

12. 看護者は，より質の高い看護を行うために，看護者自身の心身の健康の保持増進に努める.

13. 看護者は，社会の人々の信頼を得るように，個人としての品行を常に高く維持する.

14. 看護者は，人々がよりよい健康を獲得していくために，環境の問題について社会と責任を共有する.

15. 看護者は，専門職組織を通じて，看護の質を高めるための制度の確立に参画し，よりよい社会づくりに貢献する.

日本薬剤師会　薬剤師倫理規定　1997 年

薬剤師は，国民の信託により，憲法及び法令に基づき，医療の担い手の一員として，人権の中で最も基本的な生命・健康の保持増進に寄与する責務を担っている．この責務の根底には生命への畏敬に発する倫理が存在するが，さらに，調剤をはじめ，医薬品の創製から，供給，適正な使用に至るまで，確固たる薬（やく）の倫理が求められる.

薬剤師が人々の信頼に応え，医療の向上及び公共の福祉の増進に貢献し，薬剤師職能を全うするため，ここに薬剤師倫理規定を制定する.

（任　務）

第1条　薬剤師は，個人の尊厳の保持と生命の尊重を旨とし，調剤をはじめ，医薬品の供給，その他薬事衛生をつかさどることによって公衆衛生の向上及び増進に寄与し，もって人々の健康な生活の確保に努める.

（良心と自律）

第2条　薬剤師は，常に自らを律し，良心と愛情をもって職能の発揮に努める.

（法令等の遵守）

第3条　薬剤師は，薬剤師法，薬事法，医療法，健康保険法，その他関連法規に精通し，これら法令等を遵守する.

（生涯研鑽）

第4条　薬剤師は，生涯にわたり高い知識と技能の水準を維持するよう積極的に研鑽するとともに，先人の業績を顕彰し，後進の育成に努める.

（最善尽力義務）

第5条　薬剤師は，医療の担い手として，常に同僚及び他の医療関係者と協力し，医療及び保健，福祉の向上に努め，患者の利益のため職能の最善を尽くす.

（医薬品の安全性等の確保）

第6条　薬剤師は，常に医薬品の品質，有効性及び安全性の確保に努める．また，医薬品が適正に使用されるよう，調剤及び医薬品の供給に当たり患者等に十分な説明を行う.

（地域医療への貢献）

第7条　薬剤師は，地域医療向上のための施策について，常に率先してその推進に努める.

（職能間の協調）

第8条　薬剤師は，広範にわたる薬剤師職能間の相互協調に努めるとともに，他の関係職能を持つ人々と協力して社会に貢献する．

（秘密の保持）

第9条　薬剤師は，職務上知り得た患者等の秘密を，正当な理由なく漏らさない．

（品位・信用等の維持）

第10条　薬剤師は，その職務遂行にあたって，品位と信用を損なう行為，信義にもとる行為及び医薬品の誤用を招き濫用を助長する行為をしない．

参 考 資 料

患者の権利法をつくる会　患者の諸権利を定める法律案要綱

1991 年（1993・2001・2004 年一部改訂）

＊本章にかかわる部分の抜粋とする．

前　文

　すべての人は自己および家族の健康および福祉に十分な生活水準を保持し，到達可能な最高水準の身体および精神の健康を享受する権利を有している（世界人権宣言，国際人権規約）．

　日本国憲法は，生命，身体，自由および幸福追求に対する国民の権利について最大の尊重を表明するとともに，すべての国民が健康で文化的な最低限度の生活を営む権利を有することを確認し，国が，すべての生活部面において社会福祉，社会保障および公衆衛生の向上および増進につとめるべき義務を有することを宣明した．

　医療は，人々の健康に生きる権利の実現に奉仕するものであり，何よりも人間の尊厳を旨とし，科学性安全性をそなえるとともに，患者の主体性を尊重し，できる限り開かれたものでなければならない．

　わが国は，世界有数の経済力を持ちながら，医療，福祉，保健等の水準は決して満足しうるものではなく，また，ある面では高い医療技術を有するにもかかわらず，国民の医療に対する不信感は根強いものがある．

　わが国において，開かれた医療と人間的な福祉社会をつくりあげる上で，医療における患者の諸権利を法律をもって確認し，医療において健康権や自己決定権を尊重する制度的な条件を整えることは極めて重要な意義をもっている．

　よって，ここに患者の諸権利に関する基本法を定める．

1　医療における基本権

（a）（医療に対する参加権）

　すべて人は，医療政策の立案から医療提供の現場に至るまであらゆるレベルにおいて，医療に対し参加する権利を有する．

(b)（知る権利と学習権）

すべて人は，自らの生命，身体，健康などにかかわる状況を正しく理解し，最善の選択をなしうるために，必要なすべての医療情報を知り，かつ学習する権利を有する．

(c)（最善の医療を受ける権利）

すべての人は，経済的負担能力にかかわりなく，その必要に応じて，最善の医療を受けることができる．

(d)（安全な医療を受ける権利）

すべて人は，安全な医療を受けることができる．

(e)（平等な医療を受ける権利）

すべて人は，政治的，社会的，経済的地位や人種，国籍，宗教，信条，年齢，性別，疾病の種類などにかかわりなく，等しく最善の医療をうけることができる．

(f)（医療における自己決定権）

すべて人は，十分な情報提供とわかりやすい説明を受け，自らの納得と自由な意思にもとづき自分の受ける医療行為に同意し，選択し，或いは拒否する権利を有する．

(g)（病気及び障害による差別を受けない権利）

すべて人は，病気又は障害を理由として差別されない．

2　国および地方自治体の義務（略）

3　医療機関および医療従事者の義務

(a)（誠実に医療を提供する義務）

医療機関および医療従事者は，患者の人格の尊厳と健康に生きる権利を尊重し，患者との信頼関係を確立保持し，誠実に最善かつ安全な医療を提供しなければならない．

(b)（患者の権利を擁護する義務）

医療機関および医療従事者は，常に患者が有する精神的，肉体的負担等に配慮しつつ，率先して患者の自律権と正義を保証し，もしくは回復するために適切な手段を講じて，常に患者の権利を尊重し，これを擁護しなければならない．

(c)（医療従事者としての研鑽義務）

医師，歯科医師，看護師，薬剤師等すべての医療従事者は，それぞれに付与された法律上の資格と倫理基準にふさわしい能力と品性を保持し，その向上のため絶えず研鑽しなければならない．

(d)（医療事故における誠実対応義務）

医療機関および医療従事者は，医療行為によって患者に被害が生じた場合，患者本人・家族・遺族に対して誠実に対応しなければならない．

前項の場合，医療機関および医療従事者は，医療被害の原因の究明に努め，患者・家族・遺族に対し，責任の有無を明らかにして十分な説明を行うとともに，再発防止の措置を講じなければならない．

4　患者の権利各則

(a)（自己決定権）

　患者は，医師および医療医療従事者の誠意ある説明，助言，協力，指導などを得たうえで，自由な意思にもとづき，診療，検査，投薬，手術その他の医療行為に同意し，選択し，或いはそれを拒否することができる．

(b)（説明および報告を受ける権利）

　(1)　患者は，医師およびその他の医療従事者から，自己に対する医療行為の目的，方法，危険性，予後，選択しうる他の治療手段，担当する医療従事者の氏名，経歴，自己に対してなされた治療，検査の結果などにつき，十分に理解できるまで説明と報告を受けることができる．

　(2)　患者は医療機関あるいは医療従事者に対して，自己の治療経過に関する要約的文書（サマリー）の作成・交付を求めることができる．

(c)（インフォームド・コンセントの方式，手続）

　(1)　患者および医療従事者は，医療行為に関する説明と同意につき，書面により行うことを求めることができる．

　(2)　患者が疾病・未成熟等を原因として，医療行為に関する説明，報告を理解し，或いは同意・選択・拒否する能力が欠如している場合は，患者に代わって患者の最善の利益を代弁することのできる法律上の権限を有する者を患者の代理人とする．

(d)（医療機関を選択する権利と転医・退院を強制されない権利）

　患者は，医療機関を選択し，転医することができ，又，自己の意思に反する転医や入退院を強制されない．

　患者は，いつでも転医に必要な情報を受ける権利を有する．

(e)（セカンド・オピニオンを得る権利）

　患者は，自己に対する医療行為に関し，必要と考える場合には，いつでも同一医療機関の別の医療従事者，或いは，他の医療機関の医療従事者からの意見を求めることができる．

(f)（医療記録の閲覧謄写請求権）

　患者は，医療機関が有している自己の医療記録（カルテ等）を閲覧し，或いはその写しの交付を求めることができる．

(g)（証明書等の交付請求権）

　患者およびその遺族は，医療機関および医療従事者に対し，患者に関する診断，投薬，手術，入院，通院と治療の経過および結果，医療費の明細，出生，死亡などの事実を証明する書面の交付を求めることができる．

(h)（個人情報を保護される権利）

　患者は，診療過程において医療機関および医療従事者が取得した自己の個人情報を保護され，事前の同意なくして，或いは自己に対する治療目的以外で第三者に開示されない．

　（以下略）

索　引

【著者略歴】

川渕 孝一 (かわ ぶち こう いち)

1983 年　一橋大学商学部卒業
1987 年　シカゴ大学経営大学院修士課程（MBA 取得）修了
1989 年　厚生省国立医療・病院管理研究所（現国立保健医療科学院）
　　　　　医療経済研究部
1995 年　同研究所主任研究官
1996 年　国立社会保障・人口問題研究所社会保障応用分析研究部
　　　　　主任研究官（兼任）
1998 年　日本福祉大学経済学部教授
2000 年　東京医科歯科大学大学院医療経済学分野教授
2024 年　東京医科歯科大学名誉教授

五十嵐 公 (い がら し いきお)

1988 年　東京医科歯科大学（現東京科学大学）歯学部卒業
1990 年　東京医科歯科大学歯学部附属病院助手
2000 年　東京医科歯科大学大学院医療経済学分野助手
2007 年　東京医科歯科大学大学院医療経済学助教
2010 年　博士（歯学）（東京医科歯科大学）
2024 年　東京科学大学歯学部助教

長尾 淳彦 (なが お あつ ひこ)

1981 年　日本体育大学体育学部卒業
1982 年　日体柔整専門学院卒業
1984 年　日本体育大学大学院修士課程修了
2007 年　明治国際医療大学保健医療学部教授
2015 年　厚生労働省柔道整復師学校養成施設カリキュラム等改善検討会構成員
2017 年　公益社団法人日本柔道整復師会理事（学術教育部長）
2019 年　明治国際医療大学大学院保健医療学研究科教授
2019 年　厚生労働省柔道整復療養費検討専門委員会委員
2023 年　公益社団法人日本柔道整復師会会長

前田 和彦 (まえ だ かず ひこ)

1984 年　大東文化大学法学部法律学科卒業
1986 年　大東文化大学大学院法学研究科修了（法学修士）
　　　　　自治医科大学医学部法医学教室研究生
1990 年　自治医科大学看護短期大学講師
1999 年　九州保健福祉大学社会福祉学部専任講師
2003 年　九州保健福祉大学薬学部助教授
2007 年　九州保健福祉大学薬学部教授
2012 年　九州保健福祉大学大学院医療薬学研究科教授
2019 年　九州保健福祉大学生命医科学部教授
2024 年　九州医療科学大学生命医科学部教授
　　　　　九州医療科学大学大学院医療薬学研究科教授

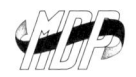

社会保障制度と柔道整復師の職業倫理　ISBN978-4-263-24161-5

2019 年 3 月 20 日　第 1 版第 1 刷発行
2025 年 1 月 10 日　第 1 版第 7 刷発行

監修者　公益社団法人
　　　　全国柔道整復学校協会
著　者　川　渕　孝　一
　　　　五　十　嵐　公
　　　　長　尾　淳　彦
　　　　前　田　和　彦
発行者　白　石　泰　夫
発行所　医歯薬出版株式会社

〒113-8612　東京都文京区本駒込 1-7-10
TEL.　(03)5395-7641(編集)・7616(販売)
FAX.　(03)5395-7624(編集)・8563(販売)
https://www.ishiyaku.co.jp/
郵便振替番号 00190-5-13816

乱丁，落丁の際はお取り替えいたします　　　　印刷・あづま堂印刷／製本・愛千製本所